get it 轻知

防癌抗癌
你比疾病快一步

张凯 ——— 编著

国家癌症中心、中国医学科学院肿瘤医院
防癌科副主任 / 肿瘤外科主任医师

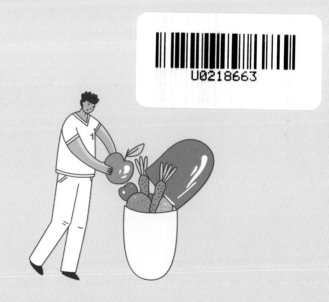

中国轻工业出版社

图书在版编目（CIP）数据

防癌抗癌：你比疾病快一步 / 张凯编著 . —北京：
中国轻工业出版社，2023.4
ISBN 978-7-5184-4278-2

Ⅰ.①防… Ⅱ.①张… Ⅲ.①癌—防治—普及读物
Ⅳ.①R73-49

中国国家版本馆 CIP 数据核字（2023）第 012143 号

责任编辑：付　佳　　责任终审：李建华　　整体设计：悦然生活
文字编辑：瀚　文　　责任校对：宋绿叶　　责任监印：张京华

出版发行：中国轻工业出版社（北京东长安街6号，邮编：100740）
印　　刷：北京博海升彩色印刷有限公司
经　　销：各地新华书店
版　　次：2023年4月第1版第1次印刷
开　　本：710×1000　1/16　印张：11.5
字　　数：150千字
书　　号：ISBN 978-7-5184-4278-2　定价：58.00元
邮购电话：010-65241695
发行电话：010-85119835　传真：85113293
网　　址：http://www.chlip.com.cn
Email：club@chlip.com.cn
如发现图书残缺请与我社邮购联系调换
210763S3X101ZBW

近年来，随着老龄化进程的加快、环境污染、不健康的生活方式、工作压力增大等不良因素的影响，我国癌症总体发病率、死亡率呈上升趋势，身边的癌症患者越来越多，他们常常因为没有相关的防癌抗癌的科普知识储备而感到很恐慌。

得了癌症就是绝症吗？

确诊癌症，怎么办？

化疗不良反应大，到底要不要做？做多少次？

什么是分子靶向治疗？我的病适用吗？

转基因食物致癌吗？

·············

其实，癌细胞存在于每个人的体内，癌症就是一种慢性病，战胜它是有方法的！

世界卫生组织（WHO）提出：1/3 的癌症完全可以预防；1/3 的癌症可以通过早期发现得到根治；1/3 的癌症可以运用现有的医疗技术减轻痛苦、改善生活质量、延长生命。

本书介绍了常见癌症的致病高危因素、不同时期的主要症状、诊断依据，以及如何配合治疗、积极康复等防癌抗癌知识，旨在让大家采取科学的防癌抗癌措施，掌握癌症的早期信号，争取早发现、早诊断、早治疗，以延长生命、减少痛苦，提高生存质量。用知识武装自己，是对自己、对家人的一种责任。

希望本书成为大家防癌抗癌路上的好帮手，过高质量的生活！

特别声明

治病是医生的职责范围，任何书本和咨询建议都只能作为参考意见。本书全部观点均不能代替医院检查和医生治疗。

目录

Part 1

别怕！癌症是可防可控的慢性病

Part 2

对于癌症，积极预防才是最佳手段

合理营养是最经济有效的防癌抗癌措施

早期发现，大部分癌症可以治疗

从痛苦到接受，永远不再害怕癌症

癌症怎么治，患者有权了解

不同癌症阶段的营养支持，
可能决定治疗效果

那些坊间关于癌症的传言

真相

随着医学的不断进步，人们开始普遍重视癌症的早防早治，在世界范围内人类对癌症的治疗较以前得到了很大的改善。所以，癌症远谈不上"绝症"。

癌症是可防可治的。"癌症就是绝症"这种消极看法会影响人们参与癌症筛查的积极性，不利于癌症的早期发现和治疗。

传言 癌症就是绝症

谈到癌症，人们往往很悲观，觉得没有什么治疗办法，患癌症就等同于被宣判死刑。

真相

目前还没有确凿的证据表明在日常饮食之外，过量地服用抗氧化保健品能防癌抗癌。其实，身体内绝大多数被自由基破坏的细胞可以很快地被人体的免疫系统自动清除。美国得克萨斯大学西南医学中心儿童研究所的一项研究发现，抗氧化剂反而可能增加患癌的风险和加速癌症转移。所以在购买任何抗氧化剂保健品前最好咨询医生、营养师，并在专业指导下服用。另外，一些维生素、植物提取物会和治疗药物相互作用，对药效产生不利影响，这也是大家需要注意的。

传言 抗氧化剂能防癌抗癌

很多人听说抗氧化剂能防癌抗癌。这种说法认为，如果身体摄取足够的抗氧化剂，就能抵抗自由基氧化，调节身体免疫力，从而预防衰老和癌症。

传言 甲状腺癌爆发，不敢补碘了

以20～40岁青壮年为"主力军"的甲状腺癌近年出现了明显增加的趋势，坊间传闻甲状腺癌发病率升高和补碘过度有关。

真相

目前还没有科学依据证明甲状腺癌和碘的摄入量存在必然联系，真正已经证明了和甲状腺癌相关的直接因素只有两个：儿童时期受到辐射和遗传因素。虽然平常的医疗检查（比如X射线或者CT检查）放射性较低，但为了安全，儿童还是要尽可能少接受放射性检测，如果必需，则应该使用不影响结果的最低剂量。

传言 转基因食物致癌

很多人认为转基因食物能使人患癌，甚至有"吃转基因食物越多，癌症发病率就越高"的说法。

真相

科学家研究转基因食物起初是为了降低食物成本，满足全球人类粮食需求。随着生物科学，尤其是基因重组技术的发展，科学家可以通过基因技术工程实现优质品种的培育。转基因的本质是给细胞加入新的功能蛋白质，人们吃转基因食物，相当于吃了传统食物＋新蛋白质，所有的蛋白质都由20种基本氨基酸构成，所以转基因食物在人的胃和小肠里会被蛋白酶分解成氨基酸而被吸收，不会引发癌症，大家不必谈"转"色变。

**营养会
"喂养癌细胞"**

有些癌症患者认为，补充营养会促进癌细胞的生长，所以总是不敢吃。

真相

关于营养会"喂养癌细胞"的说法目前并没有相关研究可以证实。相反，如果减少或者停止营养支持，癌细胞会疯狂掠夺正常组织细胞的营养，导致患者营养不良和组织受损情况加剧，降低免疫力和生活质量，甚至加速死亡。而合理的营养支持能够改善患者的营养状况、增强体质、提高治疗中的耐受度、增加治疗效果。

真相

有研究表明，癌症患者化疗前的72小时内禁食，可以降低化疗的不良反应，这或许与禁食可以促进细胞再生相关。另外，有研究表明，二甲双胍＋轻断食能够抑制癌细胞生长。

从以上研究可以看出，轻断食确实能够为癌症患者带来一些益处，但目前对轻断食的研究还存在争议，国内外也都没有针对癌症患者轻断食的相应规范。轻断食或许有益，但也存在风险，比如造成或加重患者的营养不良、降低免疫力、不利于伤口愈合、加大感染风险等。因此患者不宜自行开始轻断食。

传言 **轻断食可降低
化疗的不良反应**

有些癌症患者听说，轻断食能降低化疗的不良反应，所以自己在家就开始轻断食。

Part 1

别怕！
癌症是可防可控的
慢性病

谈癌色变！
身边的癌症患者突然增多了

癌症是什么

癌症在大家的心目中是什么形象？是张牙舞爪的恶魔？是死神的化身？……听闻癌症，你心中是恐惧、惊慌、迷惑，还是难以名状的复杂情绪。不管大家对癌症的态度如何，癌症越来越多地出现在人们的日常话题中。

提起癌症，就不得不提肿瘤，很多人一直分不清楚二者是什么关系。

一般来讲，实质细胞增生会形成肿瘤，分为良性肿瘤和恶性肿瘤。良性肿瘤并不可怕，因为它们一般生长缓慢，不具有浸润性生长的特点，只是局限性肿块包绕，且绝大多数不会恶变，对身体影响较小。恶性肿瘤就不一样了，它们生长迅速，呈浸润性生长，并常有远处转移，会造成机体消瘦、乏力、贫血、食欲下降、发热以及脏器功能严重受损等，最终会造成患者死亡。

一般情况下，可以将癌症和恶性肿瘤通用，癌症还包括白血病。

大家为什么那么害怕癌症

提到癌症，大家都很害怕，为什么？因为癌症的发病率和死亡率居高不下。

根据世界卫生组织国际癌症研究机构（IARC）发布的 2020 年全球癌症统计数据，中国作为世界人口第一大国，不论是癌症新发病例数还是死亡病例数，均位于全球第一，形势非常严峻。

你知道吗？

每天有超 1 万人确诊癌症

每分钟约有 8 人被确诊为癌症

注：以上数据参考 2022 年全国癌症统计数据。

- 2020 年中国癌症新发病例数为 457 万，占全球的 23.7%。
- 2020 年中国癌症死亡病例数为 300 万，占全球的 30%。
- 2020 年中国癌症新发病例数位居前十的癌症分别是：肺癌，82 万；结直肠癌，56 万；胃癌，48 万；乳腺癌，42 万；肝癌，41 万；食管癌，32 万；甲状腺癌，22 万；胰腺癌，12 万；前列腺癌，12 万；宫颈癌，11 万。这十种癌症占中国新发癌症总人数的 78%。
- 分性别来看，肺癌仍稳居中国男性新发癌症霸主地位（47 万），而中国女性乳腺癌新发病例数登顶首位（42 万）。
- 2020 年中国癌症死亡病例数居前十的癌症分别是：肺癌，71 万；肝癌，39 万；胃癌，37 万；食管癌，30 万；结直肠癌，29 万；胰腺癌，12 万；乳腺癌，12 万；神经系统癌症，7 万；白血病，6 万；宫颈癌，6 万。这十种癌症占中国癌症死亡总人数的 83%。
- 总的来看，男性癌症的发病率和死亡率仍高于女性，分别占总新发癌症人数和总癌症死亡人数的 54% 和 61%。

注：以上数据参考 IARC 发布的 2020 年全球癌症数据。

　　由此可见，癌症离我们每个人并不远，它可能会悄无声息地袭击朋友、亲人甚至我们自己。所以，防癌抗癌，是我们每个人贯穿一生要做的工作。忌讳癌症知识，不去听、不去谈，癌症也并不会远离我们。

癌症只是一种慢性病

大家身边是否发生过类似的事情：有人平时看上去身体很好，某天因为身体不适去医院就诊，或者只是去做常规体检，却发现得了癌症。

绝大多数癌症的自然病程多为 9～12 个月，所以癌症是慢性病。

癌症总体上来讲是一种老年病

毋庸置疑，环境污染和不良生活方式肯定是导致癌症发病率增加的重要风险因素，而另一个重要原因是人类寿命的延长。

人类之所以能够生存，依靠的是新陈代谢，而新陈代谢依靠的是细胞的不断分裂，其核心是基因复制。人体每天会产生 3300 多亿个新细胞，这就意味着，要发生 1650 多亿次的基因复制。在这个过程中，一旦出错，就是一次"基因突变"。如果某次突变产生了"无限自我繁殖"的能力，就出现了和正常细胞"抢资源"的癌细胞。

可是，基因复制为什么会出错呢？

有些错误与一些外部因素有关，比如抽烟、喝酒、饮食不健康、接触有害环境等；有些错误是随机的，完全没道理可讲。虽然，这个随机的概率极小。

没道理可讲的基因突变，就像从楼上掉下来的一个花盆。活得越久，被花盆砸中的可能性越大。所以，癌症总体来说是一种老年病。

衰老已被公认是明确的癌症风险因素。随着年龄增长，癌症到访的概率会越来越高。研究显示，癌症患者在确诊时平均年龄为 66 岁。40 岁以下青年人群的癌症发病率处于较低水平，从 40 岁以后开始快速升高，到 80 岁年龄组时癌症发病率达到高峰。

尴尬的局面：贫癌未走，富癌已至

癌症与生活方式、生活水平密切相关。据此，可以将癌症分为两大类——"贫癌"和"富癌"。所谓贫癌，即与生活水平低下、卫生条件差等因素有关的癌症，比如肝癌、胃癌、食管癌等，多见于发展中国家。而富癌则多指富营养化所致的癌症，比如肺癌、结直肠癌、胰腺癌、前列腺癌、乳腺癌等，多见于发达国家。

而在我国，却是"贫癌"与"富癌"并存的尴尬局面：一方面肝癌、胃癌及食管癌等"贫癌"的疾病负担仍较重；另一方面结直肠癌、乳腺癌、甲状腺癌、前列腺癌等"富癌"的发病率呈持续上升趋势。

延伸阅读

综合生活方式的改变对防癌抗癌有益

目前，已经有不少资料表明，人们的精神状态、身体状态、生活方式、环境因素等，这些因素之间有明确的关联。传统的癌症治疗和综合生活方式的改变，有"1+1 > 2"的效果，能帮助控制癌症发展，并在一定程度上预防癌症。

癌症患者要想使生活质量更高、延长生命，就要主动掌握自己的疾病信息、病情变化，了解新的治疗药物、治疗手段并从中获益，长期带癌生存是完全可行的。

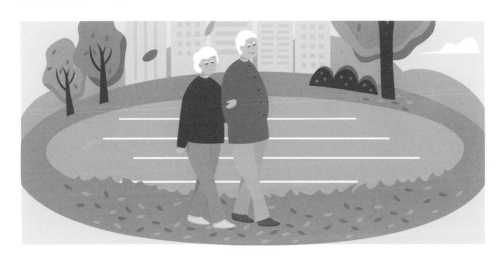

癌症是怎样"炼"成的

癌细胞离我们并不远

人体内的细胞每天都马不停蹄地工作着，不断分裂、更新、死亡，新生细胞取代旧细胞。你知道吗？口腔或胃黏膜的细胞，5～7 天就可以完全更新一代；骨细胞完全更新大约需要 10 年。人体内的细胞按照自然规律不断更迭，让身体始终保持着最佳状态。

那癌症为什么会发生？大多数科学家认为，细胞癌变是因为基因发生了"异常"，导致细胞增殖紊乱，产生异常增殖。

引起基因发生异常的主要原因有烟草、紫外线、大气污染、辐射、不良生活方式等。

除此之外，还有一种原因是机会性突变。2016 年，世界权威学术期刊《科学》上发表的一项研究显示，导致细胞癌变的突变大约有 66% 为"机会性突变"，就是说大部分导致癌症发生的突变是随机发生的，只要细胞分裂的次数足够多，就会出现机会性偏差。

这些原因造成对遗传基因的伤害就是起始阶段。但仅仅是起始阶段还不能导致癌症，因为细胞本身有修复功能。癌细胞"初始化"加上扰乱细胞增殖系统的"促发"，才会最终导致癌症。当癌细胞浸润周围组织，甚至转移至远处器官组织，就到了癌症的进展阶段，此时癌细胞会阻碍正常脏器的功能，直至死亡。

癌症的进化过程

起始阶段	基因突变，产生变异细胞。 此时不会直接导致癌症，但未来有患癌的可能性。

促发阶段	逐渐达到了成为变异细胞的临界状态——癌细胞"初始化"。
进展阶段	癌细胞获得自主权，浸润周围组织甚至转移至远处器官组织。

恶性肿瘤为什么难治疗

大家可以把恶性肿瘤的形成当成一场演化的进程。身体中每个正常的细胞都有一定的概率发生突变。年龄越大，细胞分裂越多，突变次数也越多；外界刺激如吸烟、喝酒等越多，细胞损伤就越多。

恶性肿瘤是一种变异细胞，拥有无穷的分裂能力和超强的生命力，同一个恶性肿瘤中，每一个细胞恨不得都不完全一样，总有一部分细胞有着天然的抵抗能力，能在较为恶劣的环境中生存下去，导致其在化疗、放疗等攻击下依然有存活的可能。所以，恶性肿瘤的治疗才会比较难。

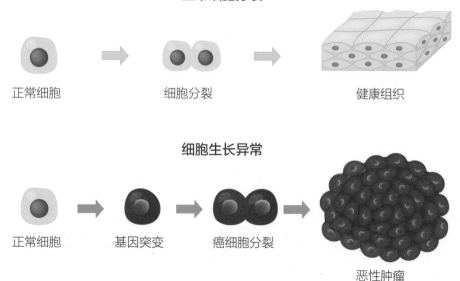

正常细胞分裂

正常细胞　　　　细胞分裂　　　　健康组织

细胞生长异常

正常细胞　　基因突变　　癌细胞分裂

恶性肿瘤

人人都有癌细胞，
但不是都得癌症

正常细胞通过累积一系列基因突变就可能变成癌细胞，而在机体内外因素的作用下，基因突变无法完全避免，所以每个人体内都可能出现癌细胞。但这并不意味着人人都会得癌症，出现癌细胞≠癌症。

世界卫生组织国际癌症研究机构（IARC）的数据显示，在 75 岁前，大约 1/5 男性和 1/6 女性会患癌，换个角度来看，大部分人都不会得癌症，那么，癌细胞去哪里了呢？

2017 年，知名医学期刊《内科学年鉴》的一项研究显示，有 1/5 的人类携带了突变的致癌基因而不发病，原因何在？如果说基因突变的细胞是"坏种子"，那其所在的"土壤"就是基因所在细胞的内环境，而在好的"土壤"中"坏种子"会无法发育生长或被识别消灭。1889 年，英国医生斯蒂芬·佩吉特（Stephen Paget）提出了"种子和土壤"理论，该理论认为癌细胞（"种子"）的形成和转移依赖于周围的微环境（"土壤"）。

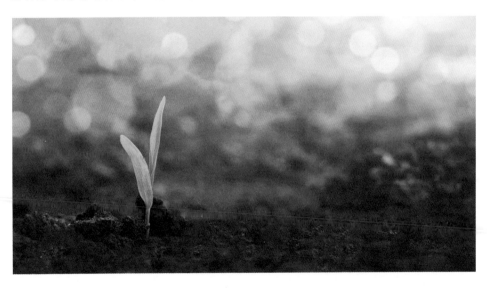

癌细胞就像海盗，当它发现适宜生存的新大陆，就会在这里安营扎寨、吸收营养，从而拿到这块土地的控制权。

随着医学的发展，"种子和土壤"理论逐步得到了完善。研究发现，癌细胞在出门远航前，就知道前路困难重重，大部分会被免疫系统发现并"干掉"。于是，癌细胞先释放出很多"小型侦察机"（小囊泡）外出打探情况，当发现这里土壤肥沃，为绝佳的转移新大陆时，这些"小型侦察机"会返回大本营并给癌细胞带路，把血小板（不明真相的群众）召集到身边便于自我隐蔽，躲过免疫系统的重重盘查。一路顺利到达目的地，达成转移。

癌症是否发生，主要取决于两方面，一是基因突变，二是免疫系统衰退。免疫系统有三大功能：免疫防御、免疫自稳和免疫监视。

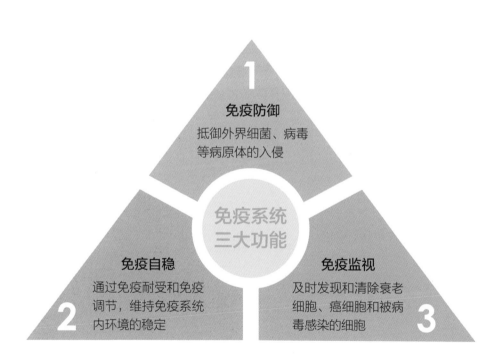

与癌细胞对抗的战士们

免疫系统像是一支集团军，既有紧急部队（自然免疫），也有需要准备的慎重部队（适应性免疫）。免疫器官相当于军队的营地，免疫细胞相当于战士，比如巨噬细胞、T 细胞、B 细胞、DC 细胞（树突状细胞）、NK 细胞（自然杀伤细胞）等，免疫分子相当于武器，比如抗体、补体、干扰素、溶菌酶等。整支集团军层层设防，环环紧扣，维持健康。下面介绍几种常见的免疫细胞。

巨噬细胞——先锋部队

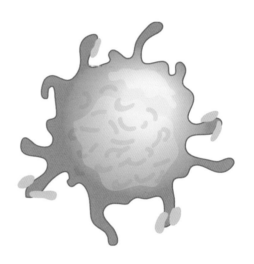

当细菌或病毒进入身体后，巨噬细胞会快速识别它们的身份，消化和摧毁它们。如果忙不过来，巨噬细胞还会召唤同伴一起来战斗。作为先锋部队，巨噬细胞可以消灭大量病原体，但它们会死于自己分泌的消化混合物。

辅助性 T 细胞——指挥官

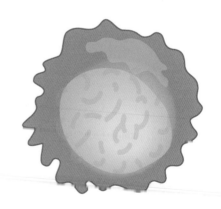

辅助性 T 细胞负责甄别外界入侵者是敌是友，然后再向其他免疫细胞下达指令，根据入侵者的性质和战斗力选择进攻或防守。

B 细胞——人体的导弹库

B 细胞是淋巴细胞的一种，能制造名为"抗体"的重要武器。当细菌或病毒侵入人体后，B 细胞会迅速分裂，不断制造大量的"导弹"（抗体），并发射出去使敌人"无力化"。

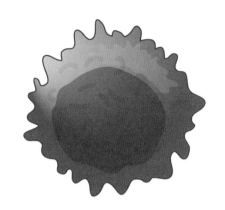

DC 细胞——巡逻兵

DC 细胞（树突状细胞）的形状如同其名字一般向周围伸出树枝状分支，它会不断在人体内巡逻，寻找潜在的威胁。一旦发现入侵者，就会将其捕捉，带到指挥官面前。

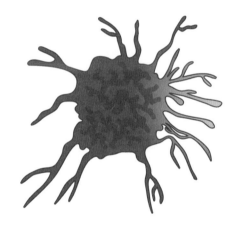

NK 细胞——超能战队

NK 细胞一旦发现癌细胞、被病毒感染的细胞、变异细胞、病毒等，就会开启攻击模式。NK 细胞的终极武器是穿孔素，能在敌人身上打洞，使其裂解消亡。

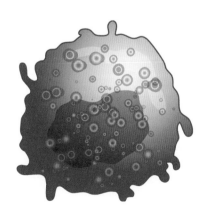

地暖辐射会致白血病？

伤害人体组织的辐射，必须强大到能穿过皮肤。地暖发出的辐射和电脑、微波炉一样，都是非常微弱的，连衣服都穿不透，完全没有必要担心其会给身体造成伤害。但是我们应注意的是，在装修时要选择环保材料。如果装修材料不环保，含有对人体有害的化学物质，再加上地暖会增强这些化学物质的挥发，就会增加患白血病的风险。

瓶装水曝晒后析出致癌物不能喝？

瓶装水曝晒后不会析出致癌物。矿泉水曝晒后是可以喝的，但如果是饮料，由于其中的添加剂在高温下易发生变质，建议不喝。

很多瓶装水的包装采用的是高分子材料，其材质抗热，熔点高（通常在200℃左右），所以高温曝晒并不会使这种材质产生分解，析出致癌物。

吃一碗方便面要花32天解毒？

不少人觉得方便面中含有大量防腐剂，吃一次需要花很长时间才能完全代谢。其实方便面储存时间久的原因不是防腐剂，而是因为其经过油炸后制成，水分少，不容易长微生物。如今，也出现了非油炸方便面，其采用自然烘干或是烤制的面饼，维生素保留更完全，热量也更低。建议食用方便面的时候自己添加蔬菜、鸡蛋等，均衡营养。

Part 2

对于癌症，
积极预防才是
最佳手段

癌症会遗传吗

癌症主要还是后天性疾病

癌症到底会不会遗传？亲人中若有人患癌症，我们离癌症还远吗……对于这些问题，不能简单粗暴地回答。

通过流行病学统计分析，研究发现的确有部分癌症存在家族遗传性，被称为"遗传性癌症"，但此类癌症的占比不到10%，另有10%～15%的癌症与遗传有一定关系，具有遗传倾向。但生活方式和后天环境因素在大多数癌症形成中发挥着更重要的作用。

"遗传性癌症"并不意味着癌症本身会遗传，而是遗传了致癌基因。遗传性致癌基因就像一把子弹已上膛的手枪，而后天环境因素则可以扣动扳机。

癌症出现家族聚集性不完全等同于遗传性癌症，因为可能是遗传了致癌基因，也可能是有相似的不良生活习惯和较差的生活环境。所以，多数癌症是遗传因素与环境因素共同作用的，尤其是环境因素中的不良生活习惯，容易使家族里多人罹患同种癌症。

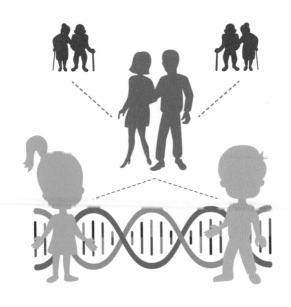

如何判断是否有患遗传性癌症的风险

美国癌症协会（ACS）推荐大家通过下面的问题来判断。

家族成员是否患癌时年纪较小？比如一名 20 岁的家庭成员患有结肠癌。

家族中是否有人同时患有多种癌症？

家族中是否有多人患有相同类型的癌症？特别是不常见或罕见的癌症。

家族中是否有人所患癌症存在于成对器官中？比如眼睛、肾脏、乳腺。

癌症是否发生在多代人身上？

家族成员患有的癌症是否常常不受性别影响？比如男性患有乳腺癌。

如果针对上述问题答案中有"是"，别太恐慌，再进一步查看下面这些信息。

患癌家族成员跟你是什么关系？是否有血缘关系？如果有血缘关系，而且很近，则应引起重视。

患癌家族成员是否有吸烟史或其他致癌风险因素？一般来说，如果他长期大量接触烟草等明确致癌因素，那么，你患遗传性癌症的风险就稍低。

如果有 2 名以上家族成员先后或同时得癌，甚至是同一种癌症，就需要反思这个家族的饮食习惯和生活方式，比如是否有长期饮食过咸或脂肪摄入过多。

一般来说，结直肠癌、乳腺癌、卵巢癌与遗传的关系较为密切，如果家族成员患上这几种癌症，要引起重视，提高防癌意识，做好防癌筛查。

存在患遗传性癌症的风险，怎么办

不同类型遗传性癌症的应对策略是不同的，但大体来说仍有一些共同建议可供参考。

1 如果初步判断自己可能存在患遗传性癌症的风险，建议去正规的医疗机构，进行专业的分析和评估。

2 针对不同类型的遗传性癌症，定期进行相关癌症筛查。

3 应尽量避免接触外在的致癌诱因，改变不良生活方式和习惯，降低自己患癌的可能性。

4 早发现、早诊断、早治疗。

警惕"致癌杀手"

与癌症有关的感染因素

目前,世界卫生组织国际癌症研究机构(IARC)将致癌物分为三类四组,其中 1 类为确定致癌物,即有充分证据证明其对人具有致癌性。1 类致癌物中病原体和微生物代谢物共 12 种。

1 种毒素
黄曲霉毒素(黄曲霉、寄生曲霉等产生的代谢产物)

1 种细菌
幽门螺杆菌

7 种病毒
乙型肝炎病毒、丙型肝炎病毒、人乳头瘤病毒(HPV)、人类疱疹病毒 4 型(EBV)、人免疫缺陷病毒 1 型、人嗜 T 淋巴细胞病毒 1 型、卡波西肉瘤疱疹病毒

3 种寄生虫
华支睾吸虫(肝吸虫)、麝后睾吸虫、埃及血吸虫

2A 类为可能性较高的致癌物,2B 类致癌物对人可能致癌,3 类致癌物对人的致癌性尚无法分类。

延伸阅读

癌症本身极难传染

当家人患癌后,照顾者会担心自己会不会也患上癌症。所谓"癌症传染"一般有两种情况,一是癌细胞本身从一名患者传播到另一名患者,二是导致癌症的病毒或细菌传染。大家比较关心的是,一个癌细胞能跑到另一个人身上导致癌症吗?

理论上,癌细胞极难传染,原因有以下两点。

1. 癌细胞一旦离开原始体内环境是非常脆弱的,很难生存。
2. 人体免疫系统很强大,擅长消灭各类外来物,而癌细胞长相奇特,瞬间会被免疫系统识别并清除,难以形成癌症。

因此,现在科学界的普遍共识是人类癌症不会传染。

如何防控导致癌症的感染

防控1类致癌物中的生物性致癌因素，可以有效降低感染相关的癌症发生。下面介绍重点感染因素的防控要点。

HPV——宫颈癌

HPV感染是女性宫颈癌发病的必要因素，全球90%以上的宫颈癌与高危型HPV感染有关。除了宫颈癌，高危型HPV感染还可能会引起外阴癌、阴茎癌、肛门癌、口腔癌等。

传播途径： 性传播、密切接触、间接接触（感染者衣物、生活用品等）、医源性感染、母婴传播。

预防： 接种HPV疫苗；注意个人卫生、性生活卫生；有性行为的女性最好每年做一次筛查，包括妇科检查、宫颈细胞学检查、HPV-DNA（脱氧核糖核酸）检查等。

幽门螺杆菌——胃癌

幽门螺杆菌是导致胃癌的重要外因，其生存力极强，能在胃强酸性环境中生存，而且其传染性较强。

传播途径： 粪—口途径，比如粪便经手、食物接触口；口—口途径，比如与感染者一起吃饭、共用餐具。

预防： 餐前洗手，家长尽量不要将食物嚼碎了喂给孩子；尽量采用分餐制或使用公筷，并经常对餐具进行消毒；如果家人得了胃癌并且幽门螺杆菌测试为阳性，建议家中所有人进行幽门螺杆菌测试，如果确认感染，应该尽快治疗。

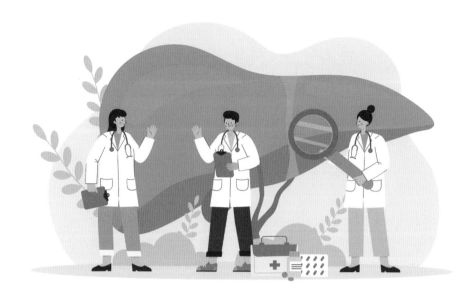

乙型肝炎病毒 / 丙型肝炎病毒——肝癌

由于乙型肝炎病毒会引起肝组织慢性破坏，乙型肝炎病毒携带者得肝癌的概率是非携带者的 100 倍，原发性肝癌中近 80% 都是乙型肝炎病毒携带者。

传播途径：血液传播、母婴传播、性传播等。

预防：乙肝疫苗是预防乙肝（乙型肝炎）最主要、有效的措施，除非特别原因，所有新生儿都应该接种乙肝疫苗；对于丙型肝炎病毒，目前还没有相关疫苗，但接受治疗后丙型肝炎患者治愈率已达 50%～80%。建议献血或输血时去正规医疗机构，并做好婚检、产检。

EBV——鼻咽癌

鼻咽癌与 EBV 感染密切相关，鼻咽癌活检组织中可检出 EBV。

传播途径：主要通过唾液传播。

预防：注意避免口对口传播和飞沫传播。

癌细胞最怕你做这些事

提到癌症，人人都害怕，闻之色变。

不过，这可怕的癌细胞，也有"怕"的东西！

癌症其实是一类可以预防的疾病。它发生的原因包括内因和外因，内因主要是指遗传、免疫和内分泌等，这些因素是我们无法控制的。

而外因就包括了生活习惯，所以在日常生活中，我们是能够通过建立健康生活方式来有效预防癌症的！

世界癌症研究基金会（WCRF）和美国癌症研究所（AICR）发布了关于生活方式和癌症预防的专业报告——《饮食、营养、身体活动与癌症：全球视角（第三版）》。这份报告提出了以下 10 条预防癌症的建议。

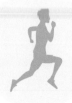

No.1 保持健康体重。控制体重，使身体质量指数（BMI）保持在 18.5~23.9 千克/米^2，或者腰围不超过 90 厘米（男性）/85 厘米（女性）。确保儿童期和青春期的体重接近健康成人 BMI 范围的下限，在整个成年期避免体重增加。

No.2 建议有防癌需求的人群积极参加运动。每周至少进行 150 分钟的中等强度运动或至少 75 分钟的高强度运动。减少久坐不动的时间。

No.3 多吃全谷物、蔬菜、水果和豆类食物。每天从食物中至少摄入 30 克膳食纤维、5 种或以上非淀粉类蔬果（至少 400 克）。

No.4 限制食用快餐类食物和其他高脂肪、淀粉或糖的加工食物。

No.5 限制食用红肉和其他加工肉类，每周吃红肉不超过 500 克。

No.6 限制摄入含糖饮料。为了满足机体对水分的需求，最好喝水和不加糖的饮料，比如茶或不加糖的咖啡。

No.7 限制饮酒，最好不饮酒。

No.8 不推荐吃各类膳食补充剂来预防癌症。机体的营养需求应该从每日的饮食中获取而非膳食补充剂，特殊人群除外，比如备孕女性需要补充铁和叶酸，婴幼儿、孕妇和哺乳期女性应补充维生素 D。

No.9 尽量母乳喂养。建议婴儿在 6 个月内纯母乳喂养，在 2 年内适当地增加辅食。

No.10 癌症确诊者和康复者也可以遵从上述癌症预防建议。

肥胖易得癌，维持体重很重要

癌症的发生与很多因素有关，而肥胖也是癌症的导火索之一。美国国家癌症研究所（NCI）发布报告称，有足够的证据显示肥胖与食管癌、结直肠癌、肝癌、胰腺癌、乳腺癌等 13 种癌症存在因果关联。

你属于肥胖吗

肥胖可以简单理解为体内脂肪堆积过多。但到底胖不胖，需要用下面的 2 条标准来判断。

身体质量指数（BMI）是目前世界范围内广泛采用的成人肥胖判定方法。

$$BMI= 体重（千克）\div 身高的平方（米^2）$$

判定标准：

正常，BMI 18.5 ~ 23.9 千克 / 米^2；超重，BMI 24 ~ 27.9 千克 / 米^2；肥胖，BMI ≥ 28.0 千克 / 米^2。

注：数据参考《中国超重 / 肥胖医学营养治疗指南（2021）》。

腰围也能够反映一个人的肥胖程度，其主要是检查腹部脂肪。一般来说，腹围越大，患慢性病的风险越大。

大家在平静状态下找到肚脐，稍微往下一点就是腰围，拿着皮尺量一圈。如果把握不好，就量平着肚脐的腹围也可以。

男性腰围 ≥ 90 厘米、女性腰围 ≥ 85 厘米为腹型肥胖。

注：数据参考《中国超重 / 肥胖医学营养治疗指南（2021）》。

限热量平衡膳食

限热量平衡膳食（CRD）是指限制热量摄入的同时还能保证基本营养需求的膳食模式，简单理解就是在营养均衡的前提下，限制整体热量的摄入。

限热量平衡膳食的 2 种形式

1.较推荐摄入量减少 1/3 总热量，其中碳水化合物占每日总热量的 55% ~ 60%，脂肪占每日总热量的 25% ~ 30%。

2.在目标热量摄入量的基础上每天减少摄入 500 ~ 1000 千卡（男性为 1200 ~ 1400 千卡/天，女性为 1000 ~ 1200 千卡/天）。

每天 12 种以上食物，营养均衡了，热量也低了

一般来说，人的饭量是一定的，多吃碳水化合物和脂肪含量高的食物，摄入的热量就高，容易胖。如果增加食物的种类，多吃饱腹感强、热量较低的食物，比如用南瓜、胡萝卜、土豆等代替一部分精米白面，这样既能吃饱，又不会摄入过多热量。

在日常饮食中，我们可以将多种蔬菜一起焯烫吃，也可以喝十豆粥，增加这类食物的种类，摄入的总热量自然就低了。总之，一日三餐的食物种类要多，且注意选择体积大、饱腹感强、热量低的食物，达到平衡膳食的要求。

这些高热量食物，能不吃就别吃

油炸食物	包括但不限于炸鸡、薯片、干煸豆角、红烧茄子、油炸花生米、油炸水果脆片等
油腻食物	包括但不限于炖猪蹄、红烧肉、烤鸭、焦熘肥肠等
甜食、含糖饮料	包括但不限于马卡龙、萨其马、蛋糕、糖果、奶茶、乳酸菌饮料等
加了大量油和盐的主食	包括但不限于油条、烧饼、炒饭、麻花等

如何做到食不过量

No.1 少量多餐

每餐吃的量减少，进餐次数增加，就不容易感到饥饿，并且可以多吃富含蛋白质的食物以增加饱腹感。

No.2 每餐吃七八成饱

每餐应该停在"可吃可不吃"的时候。你可能觉得胃里没装满，但不吃这口也没关系，这种肚子不胀、不打嗝的"意犹未尽"状态，一般就是七八成饱。坚持每餐吃七八成饱，对预防热量摄入过多引起的超重和肥胖有重要作用。

No.3 减少在外就餐

在外就餐时，菜品种类繁多，用餐时间长，会不自觉增加食物的摄入量，导致进食过量。参加社交活动的时候可以提前告诉朋友和家人，自己正在减肥，避免大吃大喝。

No.4 肚子饿的时候不去购物

经常购物的人都有这样一个体会：饥饿的时候很爱买食品，看见什么都想吃，买回来发现买多了，但怕浪费就只好都吃了。反之，吃饱饭后再去购物，很多食物就不再有诱惑力。因此，要避免饥饿时去超市购物。

延伸阅读

学会区分"好碳水"和"坏碳水"

碳水化合物是人体所必需的热量来源，但其实，碳水化合物也分好坏。

什么是"好碳水"？一般指全谷类，其血糖生成指数（GI）低，饱腹感强，可帮助减重。而"坏碳水"，主要指精细加工的碳水化合物，比如精米精面，其排空快、吸收快、供糖快、供能快，更易导致肥胖。

因此，建议肥胖者吃粗粮，以全谷类食物为主，并限制细粮的摄入。

运动减肥又防癌

运动能提高心肺功能，帮助大家保持健康激素水平，提高新陈代谢能力、调节免疫力。2016 年，国际顶级学术期刊《细胞》的一项研究表明，运动能够直接阻击癌细胞。运动虽好，但不能过量，运动过量反而可能降低免疫力。

怎么运动才算适量？ 2020 年，世界卫生组织发布了新版《关于身体活动和久坐行为指南》，该指南针对不同人群提出了详细的身体活动建议，以成年人（18～64 岁）为例，建议如下。

1 每周应进行至少 150 分钟的中等强度有氧运动，或每周进行至少 75 分钟的高强度有氧运动。

2 如果想获得更多健康益处，可将中等强度运动的时间增加至每周 300 分钟，或将高强度运动的时间增加至每周 150 分钟，每周至少 2 天进行针对主要肌群的力量训练。
中等强度运动，指需要中等程度努力并可明显加快心率的运动，包括快走、跳舞、做家务、搬运中等重量物品等；
高强度活动，指需要大量努力并使呼吸急促和心率显著增加的运动，包括跑步、快速上坡行走／爬山、快速骑自行车、快速游泳、竞技体育运动（比如足球、排球、篮球等）、搬运沉重物品（>20 千克）等。

3 久坐不动会增加心脏病、癌症等的患病风险。所以，每隔 20 分钟或半小时要有意识地站起来活动活动，接杯水、去卫生间、伸伸懒腰等，避免身体一直保持一个状态。

空气污染也致癌

世界卫生组织国际癌症研究机构（IARC）的一项研究指出，室外空气污染具有致癌性，空气污染中的颗粒物成分与癌症发病率的增加密切相关，尤其是肺癌，与膀胱癌等也存在关联，这多是由直径为 2.5 微米（PM2.5）或更小的细颗粒物造成的。

远离三大 PM2.5 颗粒物"高危地带"

根据空气污染物 PM2.5 颗粒物的特质，可以分为以下三类常见的"高危地带"。

堵车地段

PM2.5 颗粒物的主要来源之一是汽车尾气，特别是在堵车的地段，当驾驶员开空调调节车内温度（内循环关闭时）或者打开车窗换气，容易吸入过多的 PM2.5 颗粒物。

燃煤厂、发电厂等

PM2.5 颗粒物的主要来源还有日常发电、工业生产等过程中经过燃烧而排放的残留物，比如石化燃料燃烧排放的挥发性有机物等。

停车场

停车场汽车集中，且一般通风性较差，导致 PM2.5 颗粒物的浓度较高。

"外出回家三步走"：洗脸、漱口、清理鼻腔

外出回家后要及时洗脸、漱口、清理鼻腔，以去掉身上所附带的污染残留物，减少 PM2.5 颗粒物对人体的危害。

第一步：洗脸

回家第一件事，洗脸。洗脸时最好用温水，利于洗掉脸上的颗粒物。

第二步：漱口

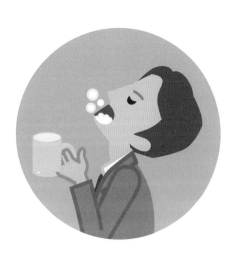

在外活动时，可能会有少量颗粒物随风吹入口中，因此建议回家后要及时漱口。可以用 35℃左右的温水漱口，既能清理口腔内的细菌，又能避免刺激，减少牙髓炎的发生。

第三步：清理鼻腔

比起前两步，第三步更为重要。可以用洗鼻器冲洗鼻子，或用干净棉签蘸水清洗，或者反复用鼻子轻轻吸水并迅速擤出，但要避免呛咳，也可以用生理盐水清洗鼻腔。清洗鼻腔时需要注意，洗的时候动作要轻柔，水流不要太大，以免损伤鼻黏膜。

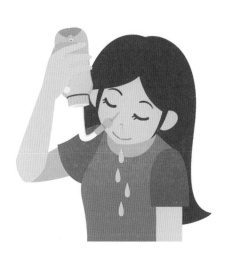

对于有鼻窦炎、急性鼻炎和萎缩性鼻炎的患者，由于鼻腔内分泌物无法正常排出，清理鼻腔是十分必要的，可以起到消肿、杀菌作用。相关患者最好在医生的指导下清理鼻腔。

请远离！致癌食物八大黑名单

　　饮食不合理是癌症发生的重要诱因之一，食材、烹饪和保存方式等都有可能带来"舌尖上的癌症"。中国作为美食大国，同样也是癌症人国。或许你刚吃完的就是致癌食物。

No.1 加工肉类

　　火腿、香肠等在制作过程中产生的硝酸盐和亚硝酸盐都是致癌物。

No.2 腌菜

　　腌制的咸菜、酸菜中含有亚硝胺等致癌物，经常食用容易增加胃癌和食管癌的患病率。

No.3 油炸食物

　　煎炸食物时，油温一般比较高，会产生丙烯酰胺等致癌物，常食容易诱发癌症。

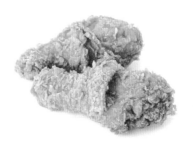

No.4 烧烤食物

炭火烧烤的食物中含有苯并芘等多种致癌物，经常食用容易增加胃癌、结直肠癌等的患病率。

No.5 农药超标的果蔬

农药中的有机氯、有机磷、有机砷杀虫剂与癌症关系比较密切，常食农药超标的果蔬会增加患癌的概率。一般来说，可用沸水焯烫、浸泡（清水、淘米水、苏打水、盐水或碱水）等方法来减少果蔬中的农药残留。

No.6 甜食

长期食用甜食会增加患结直肠癌、乳腺癌等癌症的危险。世界卫生组织建议：每天添加糖的摄入量不超过 25 克，且添加糖提供的热量占总热量摄入的比例不超过 5%。

No.7 霉变食物

霉变食物中含有的黄曲霉毒素被列为一级致癌物。常食霉变食物会增加患肝癌的风险。

No.8 过烫的食物

食物太烫容易烧伤口腔黏膜、食管黏膜、胃黏膜等，引起黏膜上皮增生甚至黏膜溃烂，长期食用容易诱发口腔癌、食管癌、胃癌等。

防癌抗癌，戒烟是头等大事

　　吸烟引起癌症最主要的原因是烟雾中的烟焦油。目前已知，烟焦油内含有4000多种化合物，其中至少有43种化合物会引起癌症，最主要的致癌物是苯并芘。

　　吸烟对身体健康的负面影响非常多，因此防癌抗癌毫无疑问需要戒烟。

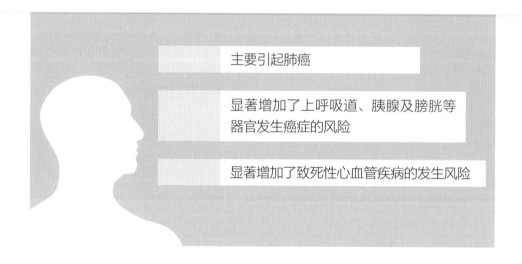

主要引起肺癌

显著增加了上呼吸道、胰腺及膀胱等器官发生癌症的风险

显著增加了致死性心血管疾病的发生风险

戒烟的 4 种技巧

　　1. 深呼吸：一有吸烟的念头，就做深呼吸，用鼻子深深地吸气，数到 5，用嘴慢慢将气吐出。

　　2. 多喝水：在戒烟的过程中要多喝水，促进体内尼古丁排出。

　　3. 转移注意力：让手和嘴忙起来，将注意力集中在其他感兴趣的事情上。

　　4. 坚持：吸烟的急迫感一般持续 3～5 分钟，最多 10 分钟，坚持住，不要屈服。

戒烟的戒断症状及缓解办法

咳嗽

（1）喝热饮

（2）在医生的指导下使用止咳药

口干

（1）喝冷饮

（2）嚼无糖口香糖

饥饿

（1）吃一顿低热量的加餐

（2）每天喝 8 杯水

（3）嚼无糖口香糖

头痛

（1）洗个热水澡，帮助身体放松

（2）喝热饮

发脾气、烦躁

（1）散步

（2）深呼吸或者进行全身放松运动

（3）找家人或朋友谈谈（最好是有成功戒烟经验的人）

感觉疲劳

（1）每天适当加大运动量

（2）增加晚上睡眠或午休时间

睡眠障碍

（1）睡前洗个热水澡

（2）睡前喝杯热牛奶

（3）睡前阅读

（4）睡前进行拉伸运动

（5）晚上不要喝提神饮品

延伸阅读

不吸烟也得肺癌可能是因为遗传易感性

大家有没有这样的疑惑：为什么有人抽了一辈子烟也没得肺癌，而有人从来不吸烟却得了肺癌？现实中，的确存在这种个体差异，医学上认为这是由每人的遗传易感性不同所致。遗传易感性是指由遗传基础决定一个个体患病的风险。但有数据显示，吸烟的人比不吸烟的人患肺癌的危险性要高出 10 倍左右。所以，戒烟是防癌抗癌的头等大事！

阳光，不多不少才防癌

长期曝露于阳光中，紫外线会对皮肤细胞中的 DNA 造成损伤，导致其发生基因突变，使癌症（比如黑色素瘤）的发生风险显著增加，尤其对儿童和肤色白皙的人。

阳光中的紫外线会促使皮肤产生维生素 D。缺乏阳光照射，容易造成维生素 D 缺乏。研究发现，前列腺癌、乳腺癌、结直肠癌、卵巢癌、食管癌等多种癌症的发展和死亡风险，都与在较高纬度地区日晒少，身体缺乏维生素 D 有关。

错误晒法

✖ 室内隔着玻璃晒 ——	起不到紫外线照射作用
✖ 正午阳光暴晒 ——	容易晒中暑、晒伤
✖ 晒的时间过长 ——	可能诱发皮炎、白内障、老年斑等
✖ 晒 10 分钟就走 ——	还没怎么起作用，就已经结束了
✖ 穿深色、黑色衣服 ——	容易晒伤

怎么晒太阳才合适

1. 避开紫外线最强的时段，根据季节选择晒太阳的时间点。夏天适合早晨或黄昏晒太阳，冬天则可以选择午间的暖阳。

2. 晒太阳的时间别太长，根据阳光的强弱程度，一般控制在 10～20 分钟。

3. 可以坐在家里的露天阳台晒太阳，也可以去小区花园或公园。

4. 晒太阳时皮肤要充分接触阳光才能合成足够的维生素 D。戴防晒帽、蒙纱巾、戴手套等会让皮肤接触不到足够的阳光，几乎达不到晒太阳期望的效果。所以，晒太阳时，尽量露出多一点皮肤。

防癌抗癌有靠谱的疫苗吗

防癌抗癌新方法

癌症疫苗的基本原理是通过调动人体自身的免疫系统来攻击和杀死癌细胞，可分为预防性疫苗和治疗性疫苗。

目前，针对宫颈癌、肺癌、前列腺癌已有疫苗，宫颈癌疫苗属于预防性疫苗，后两者为治疗性疫苗。

2022年，欧洲医学肿瘤学会（ESMO）发布了嵌合抗原受体 T 细胞免疫疗法（CAR-T）联合信使核糖核酸（mRNA）疫苗治疗各类实体瘤的临床数据，表明了其在肺癌、卵巢癌、胃癌、睾丸癌等中的抗癌活性。

相信随着医学技术的不断发展，会有越来越多的癌症疫苗被研发出来，减少癌症的发生并给癌症患者带来希望。

宫颈疫苗用于预防宫颈癌

世界卫生组织（WHO）认为，HPV 高危型持续感染是宫颈癌发生的主要因素。HPV 疫苗可用于预防宫颈癌，是全球第一个癌症疫苗。HPV 疫苗和宫颈癌筛查，将为中国女性预防宫颈癌提供更好的手段。

3 种 HPV 疫苗怎么选

HPV 疫苗有很多种，但目前被广泛应用的主要有三种：二价、四价和九价疫苗。"价"代表了疫苗可预防的病毒亚型种类。国际研究数据认为，二价和四价疫苗可预防大约 70% 的宫颈癌，九价疫苗可预防大约 90% 的宫颈癌。

疫苗	可预防的病毒种类	适用人群	接种方式
二价疫苗	预防 HPV16、HPV18 型引起的宫颈癌	9~45 岁女性	第 0、1、6 月（或 0、6 月）注射；6 个月内完成 3 针（或 2 针）
四价疫苗	预防 HPV6、HPV11、HPV16、HPV18 型引起的宫颈癌，其中 HPV6、HPV11 型并不属于宫颈癌高危型 HPV，但可引起尖锐湿疣和外阴癌	20~45 岁女性	第 0、2、6 月注射；6 个月内完成 3 针
九价疫苗	针对 HPV6、HPV11、HPV16、HPV18、HPV31、HPV33、HPV45、HPV52、HPV58 型	9~45 岁女性	第 0、2、6 月注射；6 个月内最佳，6~12 个月内也可以

接种 HPV 疫苗的几点认知

1. 接种 HPV 疫苗的不良反应较少，有的人会在接种部位出现疼痛、肿胀、红疹，极个别会出现晕眩、肌肉无力、麻痹等较为严重的不良反应。

2. 接种了 HPV 疫苗，并非终身免疫，目前认为，免疫保护可以维持 10 年左右。所以，接种疫苗 10 年后要定期复查，重新接种 HPV 疫苗。

3. 45 岁以上的女性也可打 HPV 疫苗，但保护的作用有限。做好这两点更重要：性生活做好保护措施、每年记得做宫颈癌筛查。

4. 男性也需要打 HPV 疫苗。男性患尖锐湿疣、肛门癌、口咽癌等都和 HPV 感染有关。目前，世界上有近一百个国家已开展男性 HPV 疫苗接种。我国的 HPV 疫苗目前仅限于女性，针对男性的 HPV 疫苗正处于研究中。

日常生活中遇到的辐射，哪些会致癌

辐射能致癌，但辐射有成百上千种，从紫外线到手机信号，到核爆炸都算辐射，那到底哪些能致癌？网络上流传的"X 射线检查、CT 检查、B 超检查、手机、微波炉、高压电塔等会致癌"，有科学根据吗？

癌症之所以发生，是因为基因突变。因此判断辐射是否能导致癌症，就要看这种辐射是否会引起基因突变。那什么样的辐射会引起基因突变呢？

电离辐射可能致癌，非电离辐射不致癌

辐射分为两大类：电离辐射和非电离辐射。电离辐射能量较高，可以直接造成 DNA 破坏和基因突变，因此可能致癌；而非电离辐射能量较低，不足以直接引起基因突变，因此普遍认为不致癌。

日常生活中，大家常用的电脑、手机、微波炉等都属于非电离辐射。总体来说能量很弱，不足以对 DNA 造成直接破坏，因此理论上它们能直接致癌的可能性微乎其微。

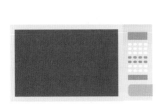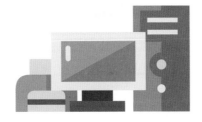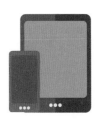

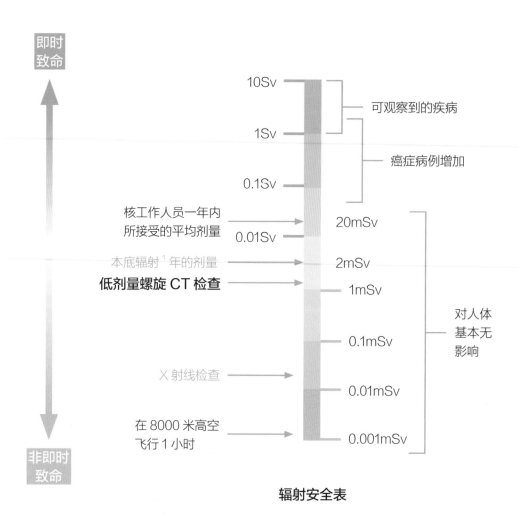

即时致命

非即时致命

10Sv ─┐
　　　│ 可观察到的疾病
1Sv ─┘
　　　　癌症病例增加
0.1Sv ─┐
核工作人员一年内所接受的平均剂量 →
20mSv
0.01Sv ─
本底辐射[1]年的剂量 → 2mSv
低剂量螺旋 CT 检查 → 1mSv
0.1mSv
对人体基本无影响
X 射线检查 →
0.01mSv
在 8000 米高空飞行 1 小时 → 0.001mSv

辐射安全表

注：此表中，辐射剂量是希沃特（Sv）、毫希沃特（mSv），1Sv = 1000 mSv。

1 本底辐射：指生活环境中天然存在的辐射。

哪些辐射是可能致癌的电离辐射

核污染

核泄漏中的放射性物质会产生电离辐射，对人体造成不可修复的损伤。

医学影像检查

X射线检查、CT检查等属于电离辐射，但对人体影响不大，可根据医生建议选择合适的剂量进行检查。

安检仪

安检仪的辐射虽然是电离辐射，但其辐射剂量很小，只要做好防护，不故意把手伸进扫描区，就不会导致癌症，所以无须担心。

天然放射性物质

天然放射性物质在自然界中分布很广，存在于矿石、土壤、大气中。很多装修石材都具有放射性，购买、使用前最好能检测一下，确保放射元素的含量在安全范围内。氡气是无色无味但具有放射性的气体，室内氡气主要产生于房屋地基土壤，容易在密闭的地下室聚集，人在室内氡气浓度偏高的环境下长时间停留，容易诱发肺癌。氡气污染是美国肺癌发病第二大原因，仅次于吸烟。

延伸阅读

过安检仪时的注意事项

1. 放行李时，手不要随行李进入安检仪入口的铅帘内。
2. 取行李时，应等安检仪出口的铅帘完全放下后再取走
3. 不要从安检仪中向外掏行李。

全方位环境排毒，开启防癌生活

不可否认，大家生活在"有毒"的环境中——重金属、杀虫剂、除草剂、增塑剂、聚氯乙烯（PVC）等。它们进入我们的水、食物、空气及周围的物品中，而大家常常没有意识到这个问题。坦白来讲，想避免接触所有毒素是很困难的，但大家仍应注意检测自己身边的环境毒素并控制其含量，可以参考下面介绍的方法，尽量减少接触环境毒素。

减少家中的毒素

- 进门换鞋。草坪上会有杀虫剂、除草剂等有毒化学物质。
- 经常通风换气，特别是门窗紧闭的新房，容易蓄积毒素。
- 使用吸尘器每周吸尘 2 次，因为尘垢中可能携带毒素。
- 室内植物是天然空气净化器，但如果家中有宠物，须留意某些植物可能对宠物有毒。
- 香薰蜡烛有 3 个隐患：香料、蜡和蜡烛芯。使用人造香料的蜡烛可能含有内分泌干扰物，增加癌症的发病率。大多数香薰蜡烛用石蜡制成，石蜡是石油的副产品，释放出的苯和甲苯等化学物质是明确致癌物。此外，蜡烛芯大多含铅，其释放到空气中有害健康。所以，尽量减少使用香薰蜡烛。
- 谨慎使用空气清新剂，因为它们通常含有内分泌干扰物。
- 买床垫和枕头时，考虑选用有挥发性有机化合物（VOC）认证的产品，当 VOC 累积到一定浓度时，会对人体的皮肤、呼吸道有刺激作用，甚至会导致癌症。

减少使用含有毒素的产品

- 减少使用化学染发剂和指甲油等。
- 选用天然的清洁产品。

减少"入口的毒素"

- 可以选用过滤器来过滤饮用水。日常用玻璃杯、不锈钢杯（食品级）喝水。
- 选择有机食品。苹果、彩椒、芹菜、樱桃、葡萄、生菜、桃子、梨、土豆、菠菜和草莓等的农药残留较高，尽量选择无污染的有机食品。
- 尽量购买玻璃封装的食品，减少购买铁盒罐头、塑料包装的食品。
- 使用玻璃、陶瓷或食品级不锈钢制成的容器保存食物。
- 使用食品级不锈钢、陶瓷或铸铁做的炊具。
- 不要将普通塑料容器放入微波炉。

其他需要留意的问题

- 应选择使用绿色干洗技术的干洗店。
- 干洗衣物在外通风后，再拿回家中或放入衣柜。

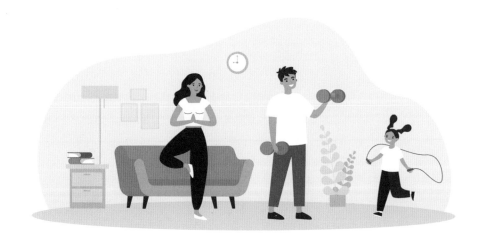

接触致癌物就一定会得癌症吗？

接触致癌物并不一定会得癌症。

人体有自身免疫力，具备与致癌物战斗的防御机制。但如果人体免疫力降低，并长期曝露于致癌物时，患癌症的可能性会增加。

喝茶到底是防癌还是致癌？

饮茶习惯在我国有着悠久的历史。有研究表明，茶叶中含有的茶多酚有一定的防癌抗癌作用。但有些人爱喝浓茶、喝烫茶，反而容易患食管癌等癌症。喝茶需要注意的有以下几点：不要空腹喝；不要喝过浓的茶；不要喝烫茶（温度 ≥ 65℃）；晚上不要喝茶，容易影响睡眠。

食疗效果优于药物治疗？

目前，手术治疗、放疗、化疗、免疫营养治疗是防治癌症的主要手段。很多食物有一定的辅助抗癌作用，但并没有可靠的研究来证实其可以延缓癌症发展、治愈癌症或者防止癌症复发。

食疗不能等同于抗癌治疗，食物的主要作用是为人体提供各种营养物质，如果想尝试食疗，一定要咨询医生，确定其是否会影响治疗效果。

Part **3**

合理营养
是最经济有效的
防癌抗癌措施

平衡膳食增强抗癌力，降低癌症发病风险

盐＜5 克
油 25～30 克

奶及奶制品 300～500 克
大豆及坚果类 25～35 克

动物性食物 120～200 克
每周至少 2 次水产品
每天 1 个鸡蛋

蔬菜类 300～500 克
水果类 200～350 克

谷类 200～300 克
全谷物和杂豆 50～150 克
薯类 50～100 克

水 1500～1700 毫升

中国居民平衡膳食宝塔（2022）

世界癌症研究基金会（WCRF）指出，30%～40%的癌症病例可以通过保持合理的膳食营养、适度的身体活动、健康的体重及避免吸烟等措施加以预防。世界卫生组织（WHO）也指出，四成的癌症死亡归因于不良的膳食和生活方式，而仅仅是改善膳食营养，就可减少10%的癌症死亡。因此，合理营养不仅是预防癌症的基石，也是抗癌最经济有效的方式。

《中国居民膳食指南（2022）》鼓励人们科学选择食物，追求终身平衡膳食和合理运动，以保持良好的健康生活状态，调节免疫力、提高抗癌力。

全谷物帮助降低结直肠癌、食管癌的风险

　　全谷物富含膳食纤维，很多研究证据表明，全谷物可以降低结直肠癌、食管癌的风险，而且可以控制体重，对减少肥胖引起的相关癌症也有一定作用。《中国居民膳食指南（2022）》建议，成年人每人每天应摄入谷类 200～300 克（全谷物和杂豆类 50～150 克）、薯类 50～100 克。

全谷物的营养秘密

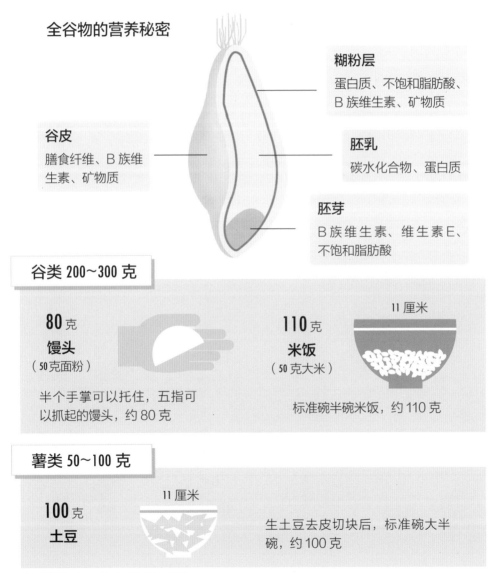

糊粉层
蛋白质、不饱和脂肪酸、B 族维生素、矿物质

谷皮
膳食纤维、B 族维生素、矿物质

胚乳
碳水化合物、蛋白质

胚芽
B 族维生素、维生素 E、不饱和脂肪酸

谷类 200～300 克

80克
馒头
（50克面粉）

半个手掌可以托住，五指可以抓起的馒头，约 80 克

110克
米饭
（50克大米）
11 厘米

标准碗半碗米饭，约 110 克

薯类 50～100 克

100克
土豆
11 厘米

生土豆去皮切块后，标准碗大半碗，约 100 克

注：以中等身材成年女性的手为参照。

餐餐有蔬菜，降低肺癌、胃癌、乳腺癌的风险

日常饮食要讲究荤素搭配，保证餐餐有蔬菜。《中国居民膳食指南（2022）》建议，成年人每人每天应摄入 300～500 克蔬菜，且深绿色蔬菜占一半以上。新鲜蔬菜富含维生素、矿物质、膳食纤维和植物化学物，增加蔬菜摄入品种和总量可以降低食管癌、结肠癌等的风险。而且，十字花科的蔬菜如西蓝花、白菜、荠菜、圆白菜等，含有较多的硫代葡萄糖苷，可以降低肺癌、胃癌以及乳腺癌的发病风险。

蔬菜类 300～500 克

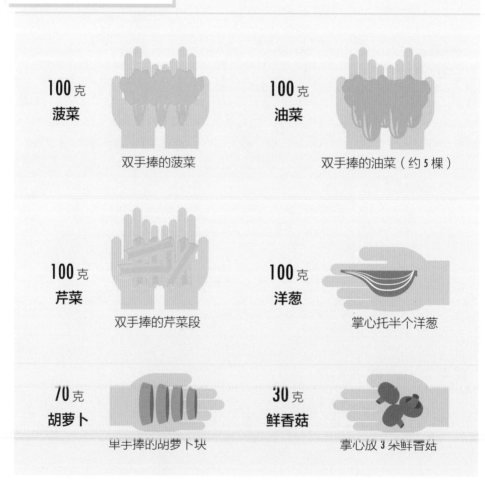

注：以中等身材成年女性的手为参照。

水果防癌效果好

新鲜水果不仅富含多种矿物质和维生素，还含有类黄酮等抗氧化成分，可抑制致癌物质，减少 DNA 损伤，具有防癌作用。但水果也不宜食用过多，因水果含有较多的糖分，摄入过多会造成肥胖，而且过多的糖分会为癌细胞提供养料，降低身体抗击癌细胞的能力。《中国居民膳食指南（2022）》建议，成年人每人每天摄入的水果量应控制在 200～350 克，相当于 1～2 个中等大小的苹果。

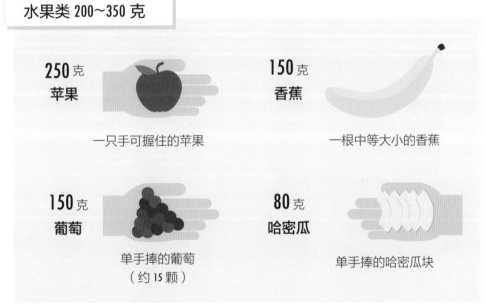

水果类 200～350 克

250 克 苹果 — 一只手可握住的苹果

150 克 香蕉 — 一根中等大小的香蕉

150 克 葡萄 — 单手捧的葡萄（约 15 颗）

80 克 哈密瓜 — 单手捧的哈密瓜块

注：以中等身材成年女性的手为参照。

动物性食物优选白肉，帮助抑制癌细胞生长

鱼、禽、肉、蛋均属于动物性食物，富含优质蛋白、脂类、脂溶性维生素等，是平衡膳食的重要组成部分。白肉（比如鱼肉、去皮禽肉等）可以帮助缓解炎症，抑制癌细胞生长。《中国居民膳食指南（2022）》推荐每天动物性食物总摄入量为 120～200 克，每周至少吃 2 次水产品，每天畜禽肉和水产品的摄入量均为 40～75 克，并且每天保证 1 个鸡蛋。

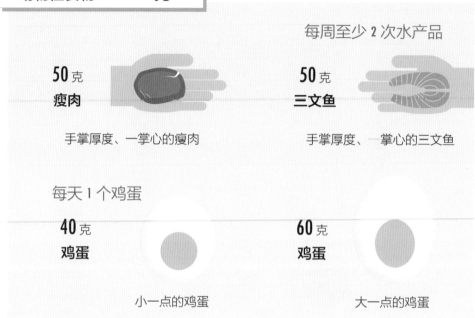

动物性食物 120~200 克

每周至少 2 次水产品

50克
瘦肉

50克
三文鱼

手掌厚度、一掌心的瘦肉

手掌厚度、一掌心的三文鱼

每天 1 个鸡蛋

40克
鸡蛋

60克
鸡蛋

小一点的鸡蛋

大一点的鸡蛋

注：以中等身材成年女性的手为参照。

大豆及坚果降低癌症风险

大豆及坚果含有多种不饱和脂肪酸、矿物质、维生素 E 和 B 族维生素，有助于降低乳腺癌、胃癌、结直肠癌的发病风险。大豆包括黄豆、青豆和黑豆等，日常生活中可以换着吃大豆及其制品，比如豆腐、豆浆、豆腐干等。坚果热量高，不宜多吃，每天摄入 10 克为宜。

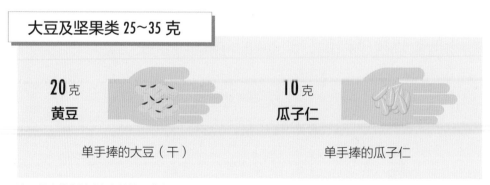

大豆及坚果类 25~35 克

20克
黄豆

10克
瓜子仁

单手捧的大豆（干）

单手捧的瓜子仁

注：以中等身材成年女性的手为参照。

奶及奶制品降低胃癌、乳腺癌等的风险

奶及奶制品不仅是优质蛋白和钙的良好来源，还含有丰富的维生素 B_2、维生素 B_{12} 等。低脂奶制品的摄入可以降低乳腺癌和结直肠癌的发病风险。《中国居民膳食指南（2022）》建议成年人每人每天摄入奶及奶制品 300～500 克。

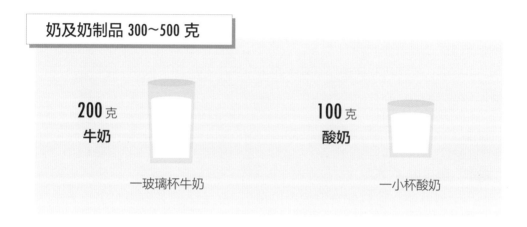

奶及奶制品 300～500 克

200克 牛奶
一玻璃杯牛奶

100克 酸奶
一小杯酸奶

适量多喝水，减少患膀胱癌的风险

适量多喝水，增加排尿量，可以稀释膀胱中潜在的致癌物质，减少膀胱癌的发病风险。《中国居民膳食指南（2022）》建议成年人每人每天饮水 1500～1700 毫升（7～8 杯），并鼓励喝白开水或淡茶水，不喝或少喝含糖饮料。

水 1500～1700 毫升

200毫升 水
一玻璃杯水

500毫升 瓶装水
一瓶水

这8种营养素就在你家餐桌上，好好吃饭远离癌症

人体除了需要蛋白质、脂类、碳水化合物这三种"产能营养素"，还需要水、维生素、矿物质和膳食纤维来维持生命活动。缺乏以下这些营养素可能会增加癌症的发病风险。

No.1 维生素A

维生素A可以促进组织再生和伤口愈合。有研究发现，缺乏维生素A可能会诱发上皮细胞癌变，增加胃癌、前列腺癌等的患病率。

富含维生素A的食物：动物肝脏、鱼肝油、蛋黄等。

No.2 维生素D

有研究发现，缺乏维生素D会增加乳腺癌的患病率和死亡率。

富含维生素D的食物：动物肝脏、鱼类、蛋黄、蘑菇等。

此外，经常晒太阳也能促进维生素D的合成。

No.3 维生素B$_2$

维生素B$_2$的缺乏是诱发食管癌发生的危险因素之一。

富含维生素B$_2$的食物：动物肝脏、奶制品、鱼类、蘑菇、绿叶蔬菜等。

No.4 硒

硒具有保护细胞免遭氧化损伤的作用，同时对多种致癌途径有不同程度的抑制作用，有利于降低肺癌、前列腺癌、结直肠癌的患病率。

富含硒的食物：海产品、坚果、蛋类、禽肉等。

No.5 钙

有研究发现，摄入高钙者比低钙者患结直肠癌的概率低。

富含钙的食物：奶及奶制品、大豆及其制品、虾皮、黑芝麻等。

No.6 锌

有调查发现，食管癌患者血液和头发中锌的含量比正常人偏低。

富含锌的食物：海产品、牛肉、动物肝脏等。

No.7 镁

有研究证实，富含镁的食物能减少女性得结直肠癌的概率。

富含镁的食物：粗粮、大豆、坚果、绿叶蔬菜等。

No.8 膳食纤维

膳食纤维可使肠道中的内容物增大变软，促进肠道蠕动，从而加快排便速度，防止便秘，降低结直肠癌的风险。

富含膳食纤维的食物：玉米、小米、糙米、红豆等粗粮杂豆，及大多数蔬果等。

怎样减少致癌物亚硝酸盐的摄入

No.1 饭菜趁热封装，快速冷藏

饭菜食用时经过几双筷子的翻腾，即使吃完后立刻放入冰箱，细菌也会缓慢滋生，放的时间越长，产生的亚硝酸盐越多。

解决方法：

饭菜出锅后直接分装到干净容器中，并放入冰箱，在冰箱里保存 24 小时内亚硝酸盐含量较低。

No.2 腌菜腌 1 个月再吃

腌菜的前 1~2 周亚硝酸盐含量最高，而 20~30 天后含量最低。

解决方法：

一般来说，腌菜在腌制 20 天后亚硝酸盐含量开始降低，1 个月后食用最安全。但建议最好少吃或不吃腌菜。

No.3 当心粉红色的熟食

亚硝酸盐是嫩肉粉、肉类保湿剂等肉制品添加的必用配料，它能让肉色变得鲜艳，吸引消费者购买。

解决方法：

了解正常肉类的颜色。猪肉制品应是灰白色或浅褐色；鸡肉煮熟后应是白色或灰白色；牛、羊肉应是浅褐色至褐色。尽量不选购颜色鲜艳的熟食。

No.4 久存的绿叶蔬菜吃前用沸水焯烫

新鲜的绿叶蔬菜中亚硝酸盐含量很低，但买回来的绿叶蔬菜如果不马上吃，而是放 2~3 天后再吃，亚硝酸盐含量可能会升高。

解决方法：

将绿叶蔬菜放入沸水焯烫，能除去 70% 以上的亚硝酸盐。此外，应减少囤菜的习惯，增加买菜频率，发现绿叶蔬菜开始腐烂应及时扔掉。

关于癌症饮食营养的是是非非

谣言 大量食用某种"抗癌食物"能抗癌 **辟谣**

一些患者在确诊癌症后，听说"抗癌食物"能抗癌，会大量食用，比如番茄、胡萝卜、西蓝花、猕猴桃等。但实际上，造成癌症的原因是多方面的，基因、食物、环境、心理等因素都可能导致癌症的发生，所以单一食物难以对抗癌症，而单一食用某种食物会造成营养失衡，反而不利于防癌抗癌。食物多样化，维持膳食平衡，满足机体对营养的需求，才会达到防病抗病的作用。

谣言 吃素能防癌 **辟谣**

人体需要的营养物质无法只从素食中得到满足，比如维生素 B_{12}，这种营养素在肉、蛋、奶中含量丰富，但难以从素食中获取。另外，当患者需要进行手术治疗、放疗、化疗等治疗时，素食不仅无法满足患者的营养需求，反而会导致营养不良，使免疫力下降，从而降低治疗的耐受性，影响生活质量。所以摄入肉、蛋、奶等"非素"食物是很有必要的。只有做到饮食合理、营养均衡，才能有益于身体健康，切不可听信"吃素能防癌"的谣言。

谣言 不吃饭会饿死癌细胞

辟谣

有些患者认为不吃饭就不会给癌细胞提供营养，癌细胞就会被饿死。这种观点是没有科学依据的。人体的正常细胞和癌细胞都离不开营养，一旦营养不足，癌细胞就会抢夺正常细胞的营养，消耗机体的储备营养，从而使患者出现体重下降、营养不良等症状。所以不吃饭不仅不会饿死癌细胞，反而会增加患者出现营养不良的风险，降低身体免疫力，加速病情恶化。另外，有人提到"生酮饮食"，这种疗法也被称为"饥饿疗法"，对于治疗儿童难治性癫痫效果不错，但目前还没有证据证明这种饮食能够广泛用于癌症患者。

谣言 癌症患者不能吃发物

辟谣

生病治疗期间，中医医生经常会叮嘱患者不要吃"发物"。虾、羊肉、鸡蛋、牛奶、葱、姜、蒜等经常会出现在"发物"名单上。

现代医学注重的是食物的营养素和能量，癌症患者是否能吃"发物"，需要根据患者的营养情况和自身差异来定。需要注意的是，很多癌症患者会出现营养不良，这类患者要从饮食中增加能量和蛋白质的摄入，而高蛋白的食物往往包括肉、蛋、奶等。

癌症患者不能吃糖

糖能够给人体提供能量。但有研究发现，糖也是癌细胞最喜欢的食物，它可以利用葡萄糖满足其生长的需求。那么癌症患者能不能吃糖呢？

首先，我们要搞清楚糖和碳水化合物的关系，碳水化合物其实是一个非常广泛的说法，包括单糖、双糖、多糖等。大米、土豆、杂豆等食物中所含的糖属于多糖，人体吸收较慢，血糖不会快速升高，胰岛素也分泌较少，所以不会被癌细胞快速吸收。而且，五谷杂粮中含有的膳食纤维虽然属于人体不可利用的碳水化合物，但它是肠道有益菌的食物，可以显著降低结直肠癌、胃癌、食管癌等的发病率。

而游离糖，比如白砂糖、蜂蜜、果汁等中的糖会很快进入血液，导致血糖升高，同时也会很快被癌细胞吸收，因此建议癌症患者要限制这类游离糖的摄入量。

酸性环境会促进癌细胞生长

很多人听过酸碱体质的说法，这是没有科学依据的。人体正常的血液 pH 值在 7.35~7.45。体内数以万计的生化反应都需要在精准的酸碱度范围内才能进行，所以人体有一系列机制来调节、维持酸碱度范围。胃液的强酸环境及小肠的强碱环境是为了帮助消化、吸收，由机体自身控制，不因喝水和进食产生大的波动。

癌细胞有其自身的代谢特征，比如乳酸释放增加，这可能会使癌细胞的微环境偏酸性，但这并不代表酸性环境会导致癌细胞生长，而是癌细胞生长导致了酸性环境。水和食物难以改变癌细胞周围的微环境。所以，"酸性环境会促进癌细胞生长"的说法是不成立的。

癌症患者体重下降正常吗?

癌症患者由于饮食减少、能量消耗增加等因素很可能出现体重下降、身体消瘦的症状。但不同的癌症类型体重下降的发生率也不同,比如乳腺癌、恶性淋巴瘤、白血病患者体重下降的发生率相对低些,胃癌、胰腺癌患者体重下降的发生率较高。而且体重下降的程度会随着病情的加深而加重,一旦出现极度消瘦的情况(恶病质),患者的生存时间往往较短。

所以,如果癌症患者出现体重下降,要及时干预,否则会降低机体的耐受能力,影响癌症的治疗效果。确诊后需尽快进行营养风险筛查与评估,通过膳食营养、运动、营养补充、用药等方面帮助有营养风险或营养不良的患者保持标准体重。

癌症患者能吃红肉吗?

红肉是指烹饪前肉质为红色的肉,比如猪肉、牛肉、羊肉等,这类肉常含有较高的脂肪、铁。有证据显示,进食过多的红肉会增加患癌症的风险,这或许与红肉中的血红素铁相关,它能够刺激自由基生成,导致氧化损伤,所以不建议癌症患者食用过量红肉。但不过量食用并不等于不摄入,世界癌症研究基金会建议每周红肉的摄入量不多于 500 克。红肉富含蛋白质、铁、锌等营养素,可以促进细胞修复,改善癌症患者的营养不良情况。这里需要注意的是,尽量吃新鲜的红肉,腌肉、熏肉等加工肉类最好不要吃。

Part 4

早期发现，
大部分癌症
可以治疗

早期发现
是提高癌症治愈率的捷径

1/3 的癌症可以通过早发现、早诊断、早治疗而治愈，1/3 的癌症可以运用现有的医疗技术减轻痛苦、改善生活质量、延长生命。

防癌体检 ≠ 健康体检

防癌体检、癌症筛查可以使癌症被早发现、早诊断、早治疗，这是目前预防和治疗癌症最理想的办法，也是代价最小、痛苦最少、最值得提倡的方法。但防癌体检不等于常规的健康体检，健康体检在防癌方面有 3 个局限。

1 早期肿瘤的体积非常小，直径一般小于 1 厘米，如果它在体内的位置比较深，那么常规的健康体检及影像学检查很难将其检出。

2 健康体检人数很多，一些不太明显的症状有可能被忽略。很多癌症在早期并没有典型的症状或者没有症状，比如肺癌早期的症状就是咳嗽、咳痰，而有抽烟史的人多少也会有这些症状，但当出现胸痛、咯血、高烧不退等症状时，患者多半已是晚期。

3 常规的健康体检仅有基础检查项目，比如内、外科，血、尿常规，胸片等。这样的体检不具有针对性，癌症症状易被忽视。

相比之下，防癌体检是一种更专业的体检方式，由肿瘤专科医生对受检者进行全身检查，能够早期发现肿瘤或获取受检者的高危因素，从而防治癌症。

防癌体检帮助早期发现癌症

防癌体检虽然不是保证终身不得癌症，但是可以最大限度让癌症被早发现，减少在中晚期时才被发现的情况，而癌症早期大多是可以治愈的。

早诊就是为了早期发现癌症，比如肝癌确实很可怕，一旦发现，大部分是中晚期且失去手术机会，但早期肝癌的治疗效果非常好。小于 3 厘米的肝癌，通过各种手段，甚至可以不用手术，治愈率可达 90%～95%。所以，早诊很重要。

目前世界上的癌症有上百种，任何体检都不可能检测所有的癌种。防癌体检与一般体检不同，它主要针对患癌高危人群。肺癌、结直肠癌、胃癌、乳腺癌、肝癌、食管癌和宫颈癌占中国新发癌症总人数的 68%，死亡率也占到 80% 左右。

现在很多医院有专门的防癌体检中心，对于不同的患癌高危人群来说，有不同的体检方式可以选择。

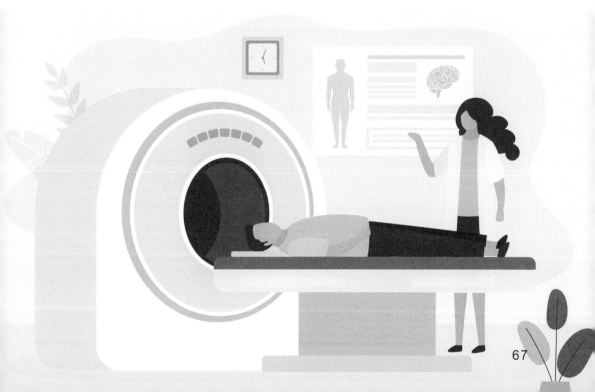

防癌体检什么时候查，多久查一次

年龄是所有患癌高危人群的一个重要衡量标准。对于大部分癌症来讲，一般 40 岁以上就可以进行常规防癌体检。但随着癌症的年轻化，建议根据癌症类型参考下表的体检年龄。

患癌高危人群的防癌体检年龄表

常见癌症	重点体检年龄段
肺癌	50~75 岁
结直肠癌	40~74 岁
胃癌	40~69 岁
乳腺癌	35~69 岁
肝癌	40~69 岁
食管癌	40~69 岁
宫颈癌	21~65 岁

当然，如果属于患癌高危人群，也不用提心吊胆地天天往医院跑，防癌体检的间隔期是有规范的。不同癌症的体检间隔期不同，比如结直肠癌，通过结直肠镜检查没有发现问题，则需要 5~10 年时间才进行第二次检查；作为肝癌高危人群的乙肝携带者，防癌体检的检查间隔期则不能太长，一般需要控制在 3~6 个月。

肺癌的高危人群和筛查体检

高危人群	筛查体检
年龄 50~75 岁，具有以下因素之一。 ▪ 吸烟 20 年，包括曾经吸烟，但戒烟不足 15 年者。 ▪ 长期被动吸烟者。 ▪ 有与石棉、铍、铀、氡等接触的职业曝露史者。 ▪ 有慢性阻塞性肺疾病（COPD）或慢性肺纤维化病史者。 ▪ 有肺癌家族史者。	建议去防癌体检中心做胸部低剂量螺旋 CT（LDCT）进行肺癌筛查。将第一次 LDCT 筛查作为基线 LDCT。将每 1~2 年一次的 LDCT 肺癌筛查作为监督筛查。

结直肠癌的高危人群和筛查体检

高危人群	筛查体检
年龄在 40~74 岁，具有以下因素之一。 ▪ 饮食习惯不良者（长期脂肪或红肉摄入过多）。 ▪ 有结直肠癌家族史者。 ▪ 患慢性结肠炎者。 ▪ 患肠息肉者。 ▪ 大便潜血阳性者。	建议进行结肠镜检查，有结肠镜禁忌者需进行直肠指诊。 给予大便潜血检查（建议 2 次，间隔 1 周），阳性者建议进行结肠镜检查。 另外，大便 DNA 检测也是一个比较好的检查方法。

食管癌和胃癌的高危人群和筛查体检

高危人群	筛查体检
年龄 40~70 岁，具有以下因素之一。 ▪ 幽门螺杆菌感染并有上消化道症状者。 ▪ 常吃腌制、烟熏、霉变食品者。 ▪ 患胃息肉、萎缩性胃炎、胃溃疡、反流性食管炎等上消化道疾病者。 ▪ 有食管癌、胃癌家族史者。 ▪ 原因不明的贫血者。 ▪ 来自食管癌、胃癌高发地区或长期居住者。 ▪ 大便潜血阳性者。 ▪ 有长期吸烟史或饮酒史者。	对食管癌高危人群采用内窥镜下碘染色及指示性活检技术进行筛查体检。 对胃癌高危人群进行胃镜检查，并取活检，用病理诊断方法确诊胃癌及癌前病变患者。 对于不接受胃镜检查者，给予血清学检查，任意一项检查结果阳性者建议进行胃镜检查。

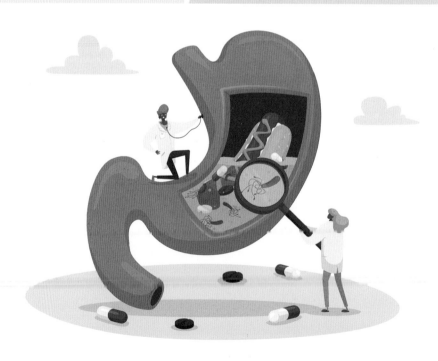

乳腺癌的高危人群和筛查体检

高危人群	筛查体检
年龄 35 ~ 69 岁的女性，具有以下因素之一。 ▪ 月经初潮时间早、绝经年龄晚者。 ▪ 未育、未哺乳者。 ▪ 绝经后肥胖者。 ▪ 长期精神压抑、心情郁闷者。 ▪ 头胎足月产年龄超过 35 岁者。 ▪ 进行过雌激素替代治疗者。 ▪ 有乳腺手术史或做过胸部放疗者。 ▪ 有乳腺癌家族史者。 ▪ 有乳腺肿块或乳头溢液者。	乳腺癌筛查体检技术以乳腺超声检查结合乳腺 X 射线检查（钼靶检查）为主要手段，辅以乳腺触诊。 45 岁及以上的女性采用上述 3 种方式。45 岁以下的女性采用超声检查并辅以乳腺触诊，如出现可疑结果，增加钼靶检查。 超声检查每年一次，钼靶检查绝经前隔年一次，绝经后每年一次。

肝癌的高危人群和筛查体检

高危人群	筛查体检
年龄 40 ~ 69 岁，具有以下因素之一。 ▪ 乙肝及丙肝患者或携带者。 ▪ 肝硬化者。 ▪ 酒精或非酒精性肝病者。	建议做血甲胎蛋白（AFP）检查和乙肝病毒表面抗原（HBsAg）检查，并做腹部超声检查。

宫颈癌高危人群和筛查体检

高危人群

已婚或有性生活史的女性。

筛查体检

目前国内外常用的宫颈癌筛查方法包括细胞学检查、醋酸染色肉眼观察法、HPV检查以及细胞学和HPV的联合检查。这里推荐国际上较权威的组织——美国癌症协会（ACS）、美国临床病理学学会（ASCP）、美国阴道镜和宫颈病理学会（ASCCP）联合建议的筛查方案供大家参考。

ACS、ASCP、ASCCP联合建议的宫颈癌筛查方案

人群	建议	说明
21岁以下女性	无须防癌体检	无
21~29岁女性	每3年一次细胞学检查	无
30~65岁女性	每5年一次细胞学和HPV联合检查； 每3年一次细胞学检查	无
65岁以上女性	既往防癌体检结果充分阴性[1]，则无须防癌体检	既往有宫颈上皮内瘤变2级（CIN2）、宫颈上皮内瘤变3级（CIN3）或宫颈原位腺癌（AIS）者，在治疗后仍要继续检查至少20年
子宫全切的女性	无须防癌体检	针对在过去20年中无CIN2、CIN3、AIS和宫颈癌病史者
接受HPV疫苗的女性	依照各年龄段的建议（与未接受免疫的女性相同）	无

注：[1]"既往防癌体检结果充分阴性"是指在过去10年间，连续3次细胞学阴性，或2次联合防癌体检结果阴性，并且最近的一次检查在5年之内。

癌前病变不一定会转变为真正的癌症

发现癌前病变是"好事"

　　癌症的发生发展过程包括四个阶段，即癌前病变、原位癌、浸润癌和癌细胞的转移。癌前病变指具有潜在癌变可能性的良性病变，一般是可逆的。大多数癌前病变发展成癌，需要数年甚至数十年的时间。癌前病变与癌的关系，有点像鸡蛋和小鸡，只有在合适的孵化条件下，鸡蛋才有可能孵出小鸡。因此，在某种程度上，发现癌前病变不仅不是坏事，还是一件值得庆幸的事情，在真正演变成癌症之前，尽早进行干预和阻断，可以最大程度上减少患癌风险。

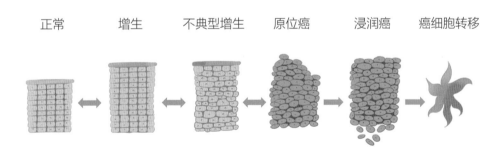

| 正常 | 增生 | 不典型增生 | 原位癌 | 浸润癌 | 癌细胞转移 |

了解下面 5 种公认的癌前病变

1

黏膜白斑

这是最常见的癌前病变，多发生在口唇、舌尖、食管、外阴、宫颈等处，其中口唇和外阴的白斑要特别注意。如果是突起的块状斑片，并有瘙痒感、触痛感，更应警惕。

2

萎缩性胃炎

一般会有上腹部灼痛、胀痛和钝痛感，进食后表现更明显，特别是伴有肠上皮化生现象的人，日后患胃癌的可能性增加。

3

乳腺囊性增生

主要表现为乳房周期性疼痛，该病恶变的可能性比正常女性乳腺增生高 2~4 倍。尤其是家族中有乳腺癌患者的人，应提高警惕。

4

肠息肉

肠息肉，特别是多发性家族性结肠息肉，40 岁后有 50% 可能会癌变，70 岁后癌变率非常高。

5

色素痣

身体出现生长在易受摩擦部位的色素痣，比如手掌、足底、肩部、腰部等，如果色素痣出现迅速增大、色泽迅速加深、溃烂等，有可能是癌前病变的征兆。

　　如果诊断为癌前病变，应及时诊治并处理，医生会根据癌变风险给予相应处理建议。医生建议手术切除的，患者应接受手术治疗；医生认为风险低的癌前病变，应每 1~2 年甚至每半年进行病变部位的检查，密切监控病情变化。

原位癌是癌症的初级阶段

原位癌并不可怕

　　原位癌，是上皮细胞增生达到恶性病变的早期阶段。上皮组织是覆盖身体表面及体内脏器的内、外表面的一层组织，包括若干层上皮细胞和细胞间质。原位癌的实质是癌细胞局限在皮肤或黏膜内，没有穿破皮肤、黏膜下的基底膜或侵犯到真皮组织，也没有发生浸润及远处转移的状态。所以原位癌有时也被称为"浸润前癌"或"0 期癌"。

　　原位癌癌细胞与邻近正常组织有明显界限，发展缓慢，病理检查显示为一种无规律的表皮增生。原位癌像一颗休眠的种子，在有些患者身上，原位癌甚至可以保持 10 年不"发芽"。

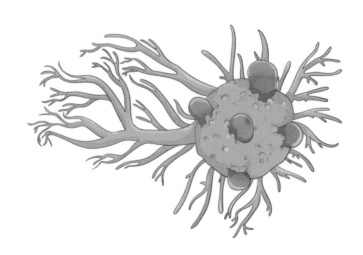

　　如果把人体比作一个汁水饱满的橙子，那患上了原位癌，橙子的表面（上皮组织）会变得凹凸不平，可能还会伴随着多处霉点，但把橙子扒开后，里面的果肉（真皮细胞）还没受到什么影响，依然粒大饱满。

原位癌的特点

癌症发病率逐渐增高

几乎没有典型症状，大部分患者体检时才会被检查出

手术切除是治疗原位癌比较好的方法。趁着还没有出现浸润癌，及时切除。术后做好相关的巩固治疗和护理工作，生存预后的表现还是比较好的

常见的原位癌有哪些

常见的原位癌有肺原位腺癌、皮肤原位癌、宫颈原位癌、胃原位癌、直肠原位癌、乳腺原位癌。

由于原位癌还没有形成浸润和转移，如果此时能及时发现，尽早切除或给予其他适当治疗，完全可以达到临床治愈的目的。

癌症三级预防中的早期发现，最理想的就是在原位癌阶段被发现，因为此时能达到最佳的治疗效果。例如，早期的宫颈癌原位癌，患者没有自觉症状，但通过宫颈癌筛查可以被及时发现，如果此时予以治疗，治愈率可达 100%。

延伸阅读

肺原位癌已不算癌症

在以"快"著称的肺癌家族中，原位癌具有良性病变的一些特征，即发展缓慢、不转移、复发率低等特点。因此，在世界卫生组织（WHO）2021 年发布的《WHO 肺肿瘤组织学分类（第 5 版）》中，原位癌不再属于癌的范畴。简单来说，就是肺原位癌被踢出"肺癌家族群"了。

什么是肿瘤标志物

肿瘤标志物，也被称为"身体肿瘤仪表盘"。癌细胞因种类不同会产生各种不同的激素和蛋白质，而肿瘤标志物可以通过分析检测血液中肿瘤标志物含量是否增加来判断癌变与否。

不同部位的主要肿瘤标志物

标志物	含义
甲胎蛋白（AFP）	AFP 与肝癌及多种癌症的发生发展密切相关，在肝癌中表现出较高浓度，常用作原发性肝癌的标志物
癌胚抗原（CEA）	CEA 常用于结肠、直肠、胃、肺、乳腺等部位癌症的诊断。吸烟和患糖尿病有时也会导致其升高
癌抗原 19-9（CA19-9）	CA19-9 是一种在胃癌、结直肠癌、胰腺癌、胆囊癌、胆管癌等中容易上升的高灵敏度标志物。胆管炎和胰腺炎等也会导致其升高
癌抗原 125（CA125）	CA125 不仅是卵巢癌的标志物，患子宫内膜癌、胸腹腔积水也会导致其增加
前列腺特异性抗原（PSA）	PSA 可以有效诊断前列腺癌。前列腺肥大时 PSA 也会有小幅度的上升
细胞角蛋白 19 片段（CYFRA 21-1）	CYFRA21-1 是细胞角蛋白家族的成员之一，存在于肺癌、食管癌等上皮起源的癌细胞中
鳞状上皮细胞癌抗原（SCC）	SCC 常用于监测肺鳞状细胞癌、宫颈癌、卵巢癌等的治疗效果
糖类抗原 15-3（CA15-3）	CA15-3 是乳腺癌的重要特异性标志物，是乳腺癌患者诊断和监测术后复发、观察疗效的最佳指标
异常凝血酶原（DCP）	针对 AFP 阴性的肝癌，诊断需要借助其他血清指标，比如 DCP。DCP 与癌症严重程度成正相关

续表

标志物	含义
DU-PAN-2	DU-PAN-2 对胰腺癌的灵敏度较高，与 CA19-9 联合检测可增加其灵敏度
糖类抗原 72-4（CA72-4）	CA72-4 在监测卵巢癌、结直肠癌、胰腺癌、肝癌、肺癌、乳腺癌等癌症中有重要作用
甲状腺球蛋白	甲状腺球蛋白是监测分化型甲状腺癌复发和转移最常用的指标之一

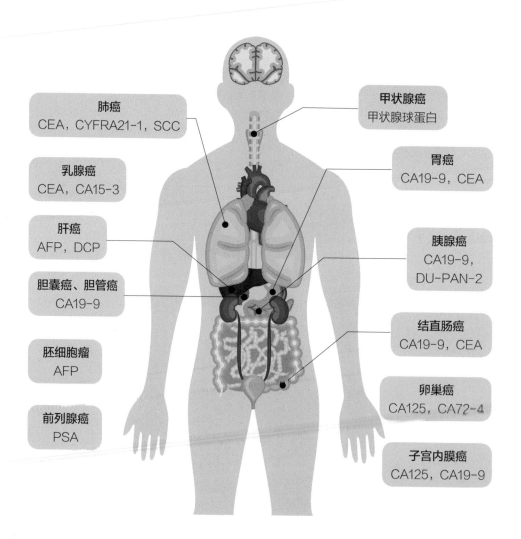

肺癌
CEA, CYFRA21-1, SCC

乳腺癌
CEA, CA15-3

肝癌
AFP, DCP

胆囊癌、胆管癌
CA19-9

胚细胞瘤
AFP

前列腺癌
PSA

甲状腺癌
甲状腺球蛋白

胃癌
CA19-9, CEA

胰腺癌
CA19-9,
DU-PAN-2

结直肠癌
CA19-9, CEA

卵巢癌
CA125, CA72-4

子宫内膜癌
CA125, CA19-9

除 PSA，单一肿瘤标志物升高并不能诊断癌症

每个人都会产生一定数量的癌细胞，所以几乎所有的肿瘤标志物都不会是 0，而是有一个正常范围，检查结果在正常值范围内就没事。

而且，单一的肿瘤标志物升高，并不能诊断为癌症。肿瘤标志物只是一个参考指标，要结合 B 超、CT 等影像检查，才能做出临床诊断，癌症的最终诊断则需要病理活检。

但有一个是例外，PSA 是唯一查出可以诊断癌症的肿瘤标志物。

如果肿瘤标志物异常升高怎么办

如果出现肿瘤标志物异常升高，特别是超过正常值 1 倍以上，或者是动态观察到持续升高，这可能说明体内有癌症活动，特别是手术后的癌症患者。这时候需要做进一步的检查，同时保持规律生活，调节免疫力，以抑制癌细胞增殖。

延伸阅读

重视肿瘤标志物的轻度升高

因为许多良性疾病也可能有肿瘤标志物的异常，所以有些人认为肿瘤标志物的轻度升高没什么大问题。事实并非如此，尤其是对于已经确诊的癌症患者，既往肿瘤标志物升高，治疗后降至正常，如果后期复查肿瘤标志物有轻度升高，应该提高警惕，积极进一步检查。

哪些高发癌症可以早发现早治愈

No.1 肺癌

早期肺癌，如果是原位腺癌或微浸润性腺癌，治愈后复发率接近0。研究显示，肺癌5年生存率随着诊断分期的升高而降低，Ⅰ期的5年生存率为55.5%，而Ⅳ期仅为5.3%。肺癌高危人群定期进行低剂量螺旋CT（LDCT）筛查，可以早期发现肺癌，改善预后，降低肺癌死亡率。

No.2 结直肠癌

对早期发现的结直肠癌来说，治愈率在80%以上，中期的治愈率也可达60%～70%。此外，与其他部位的癌症相比，结直肠癌如果早期发现，可以通过手术完整地切除，比较容易达到临床治愈。

No.3 胃癌

胃癌是威胁我国居民健康的主要恶性肿瘤之一。大部分早期胃癌经过及时治疗，5年生存率可达90%以上。建议40~69岁的胃癌高危人群每年做1次胃镜检查。

No.4 乳腺癌

乳腺癌是女性高发癌症，对身体和心理的杀伤力都很大。早期乳腺癌治愈率可达90%以上，这主要得益于早期发现和治疗理念的改变。随着医学的发展，手术痛苦和对心理的伤害已经减少到了较低程度。

No.5 甲状腺癌

根据 2022 年国家癌症中心发布的数据，甲状腺癌在女性群体中已成为增速最快的癌症。大部分患者都是无意间发现了颈部肿块或淋巴结肿大，然后才被确诊为甲状腺癌。我国甲状腺癌的 5 年生存率较好（84.3%），但仍与发达国家（98%）存在差距，其原因主要是早诊率低、临床就诊早期病例少。

No.6 宫颈癌

如果早期发现宫颈癌的话，其治愈率几乎可以达到100%。癌症难治，很大程度上是因为引起癌症的原因不明，当研究人员发现宫颈癌大多是由 HPV 引起时，防治宫颈癌就变得简单了。目前，世界上第一个成功研发的预防癌症的疫苗就是 HPV 疫苗。

No.7 白血病

白血病又叫血癌，是一种难以治愈的血液型疾病。急性早幼粒细胞白血病是白血病的一种，5 年无病生存率已超过 90%，成为人类历史上第一种基本可治愈的白血病。

No.8 皮肤癌

皮肤癌在我国发病率较低，只要能早发现，约 80% 都可以实现 5 年以上无瘤生存的目标。如果皮肤突然长了很多新痣、肤色突然变深或变红、出现莫名其妙的小疙瘩或者出现经治不愈、时好时坏的溃疡等，这都有可能是皮肤癌的早期表现，需及时求医问诊。

延伸阅读

甲状腺结节与甲状腺癌的关系

甲状腺结节包括良性结节和恶性结节，良性病变就是甲状腺的良性肿瘤，而恶性病变则是甲状腺癌，所以甲状腺结节是一个更广泛的概念，其中包括甲状腺癌。一般来说，甲状腺结节 85%~95% 都是良性的，所以说体检发现甲状腺结节也不用慌张。建议定期复查，如果癌变的可能性比较大（分级为四级以上），应遵医嘱做穿刺，进一步检查；如果分级比较低（如三级、二级），定期复查就可以。

"基因检测"到底要不要做？

对于一些癌症，比如乳腺癌、恶性淋巴瘤、肺癌等，分子靶向治疗是非常有效的治疗方法。只有癌细胞上面存在相应的基因突变靶点，分子靶向治疗才能起效，所以这些癌症患者有必要做基因检测。除此之外，如果想判断自己是否属于患癌高发人群，也可以用基因检测来评估患癌风险。

5年不复发，就"万事大吉"吗？

有一些患者经过治疗后复查，发现病灶部位肿块消失了。但此时还不能算治愈，只能算病情缓解。因为残留在体内的癌细胞有时会"潜伏"一段时间后，在一定的内因和外因作用下重新增殖形成癌症。所以，为了防止复发，癌症的治疗时间都比较长，一般需要2~3年。

癌症患者经过治疗后，生存时间超过5年，又无任何复发迹象者，可以认为是治愈，但也不等于"万事大吉"，还是需要去医院进行定期检查，这样即使复发，也能早期诊断，及时治疗。

Part 5

从痛苦到
接受，永远
不再害怕癌症

收到致命的诊断通知书，
该怎么办

当得知自己或亲人患癌后，很多人一下子就蒙了，然后开始盲目寻找各种办法，结果许多患者在盲目的求医过程中离开人世，留下了遗憾。

重塑癌症的治疗目标："活得更好"

癌症是可防可治的慢性病，其治疗目标是尽可能减少疾病对患者生存与生活带来的不利影响，控制或减缓疾病的发展或恶化态势，帮助患者在保证生活质量的前提下活得更久。所以，癌症的治疗目标应先强调"活得更好"，再强调"活得更长"。

哪些患者可以带癌生存

带癌生存是指患者经过抗癌治疗后，出血、癌痛、咳嗽、吞咽困难等常见的癌症症状消失，瘤体进一步缩小，癌细胞不再扩散，病情趋于稳定，并长期好转，患者一般状况良好，可独立工作生活。也可以这样理解，当人体免疫保护功能大于癌细胞扩散能力，此时癌细胞处于"休眠状态"，患者处于临床治愈的"健康状态"。

通常情况下，以下这些患者适合带癌生存。

1.恶化程度比较低的癌症，比如甲状腺癌、乳腺癌、前列腺癌等，这些癌症发展进程比较缓慢，在病情可控的范围内，如果手术带来的损伤大于癌症本身，就没必要进行手术，只要定期复查，并进行药物控制，就可实现带癌生存。

2.患者的身体状况较好，免疫力较强，可以通过自身免疫系统消除一部分癌细胞。这类患者可以实现带癌生存，并且对其生活质量影响也不太大。

3. 治疗效果好，对药物敏感度高的癌症。很多患者因其药物治疗效果好，产生的不良反应小，可以实现长时间的带癌生存。

别忌讳谈论癌症

生活中，癌症这个话题往往因忌讳而被避而不谈。但是，谈论癌症才能了解它，也能更有效地帮助患者改善心理状态。

大胆说出来，勇于谈论癌症

确诊癌症是改变一个人生活的重大事件，患者会产生震惊、恐惧、愤怒、伤心、孤独、焦虑，此时向伴侣、家人、朋友和同事倾诉有助于减轻这些不良情绪。

改变对癌症的错误认知和偏见

对很多患者来说，癌症对他们外形和心理健康的影响是灾难性的，由于恐惧或觉得耻辱，他们对癌症往往会产生错误的认知、态度和行为。而谈论癌症会纠正这些错误的认识，帮助患者改善心理状态。

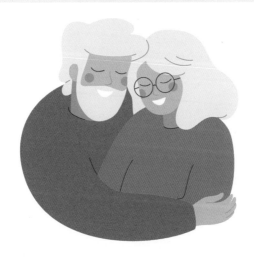

面对"肿瘤君", 首先要战胜自我

癌症已成为危害人类健康的主要疾病之一。据统计,我国 2020 年新增癌症患者 457 万人,因癌症死亡约 300 万人。随着医疗技术的飞速发展,癌症治疗在手术疗法、化疗、放疗等多个领域取得了很大进展,但癌症患者的心理健康还未引起人们的足够重视。

一旦被确诊为癌症,患者就会变得自卑、失去生活热情。那该如何帮助患者走出心理阴影、摆脱情绪困扰、勇敢地走上抗癌之路?

正确认识癌症,走出心理阴影

有些患者被确诊为癌症后,总爱说:"我一生没做过坏事,怎么就得了这个病?"还有的患者会说:"为什么我会这么倒霉,竟然得这种病?"

其实,面对癌症,患者产生的焦虑、紧张不安、愤怒、悲伤、抑郁等不良情绪是正常的,也是可以理解的。但是,患者一定要对癌症有客观的认识,癌症中有 1/3 是可以治愈的,还有 1/3 可以通过治疗改善症状、延长生命、提高生命质量。

所以,面对"肿瘤君",先要正确认识它,然后调整心态、树立信心,并到正规的专科医院积极进行治疗。

乐观心态有助于治疗及康复

癌症患者拥有乐观心态对治疗有积极的辅助作用。大量病例证明:持乐观的心态并积极配合治疗的患者,其病情可以在不同程度上得到缓解,甚至可能出现奇迹。所以心理治疗对癌症患者而言,具有举足轻重的作用。

如果患者出现以下这些情况：由于严重的恐癌心理而采取否认态度；不积极配合治疗，甚至拒绝治疗；因为心理因素造成治疗后的反应过度，使治疗不能按期完成；因心理负担而造成饮食、睡眠不佳，使身体状况逐日下降；因绝望而自杀……应采取心理治疗措施。

有些患者到了快过年的时候就容易多疑、多虑、多愁，往往会想"今年不知会怎么样呢"，其实，不妨换个思路，"去年不是顺利过来了吗"。此时，还可以采用包括心理、音乐、文艺、游戏、体育等综合康复活动，以增加节日的欢乐气氛。

很多患者勇敢地从癌症阴影中走出来后恍然大悟："以前活得一直很累，才会得这种病。现在想明白了，不能再那样对待自己了，怎么轻松、高兴就怎么活着。"

面对生活，重要的是认识到生命是一个过程而不是一个结果。为自己的生命过程填写太多的痛苦，就会包裹着痛苦离开世界；填写快乐，就会满载快乐走完人生。学会活在现在，而不是过去或未来。过去的事情已经过去，不必因后悔而消沉；未来的事情无法预知，所以也不必因担心而焦虑。

癌症也许会改变生活，但是决不能被它击倒，想要战胜它，先要战胜自我。

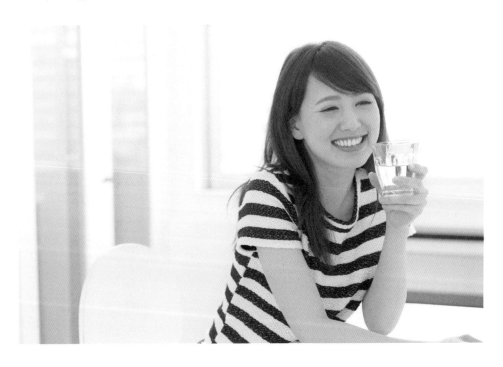

强大的社交支持
帮助延缓癌症进展

研究发现，由孤独或缺少社交支持带来的压力，可通过影响炎症、免疫功能的调节基因，触发癌细胞的增殖。而拥有强大社交支持的癌症患者，其应激激素水平较低，激活癌细胞生成的数量更少，生存时间也更长。

组建自己的"抗癌团队"

No.1

后勤保障支持

日常生活中，能给予实际帮助的人。比如可以帮忙买菜或者开车去医院等。

No.2

信息支持

和能提供专业建议的人一起探讨治疗方案。

No.3

团队支持

团队联系和社会融合可以带来归属感，同时也强化了自己在世界中的价值。

No.4

情感支持

和他们分享困难、焦虑和忧愁，他们可以帮助你保持继续坚持下去的动力。

如何完善社交支持系统

1.寻找身边哪些人能帮忙组成"抗癌团队"以提供支持,寻求多个支持渠道非常必要。即便是至亲伴侣,也不太可能在所有领域都提供支持。

2.在团队支持方面,尽量遵从自己的喜好,比如加入瑜伽小组、健步小组、音乐小组等。

3.如果没有找到合适的人提供情感支持,可以寻求心理治疗师或者团队的支持。团队成员如果有共同的背景或问题,可以互相交流、支持。

如何回归家庭与社会

1.出院后应保持健康有规律的生活,保证均衡饮食与充足睡眠。

2.定期监测体重,保持情绪平稳。

3.根据身体情况,分阶段进行体育锻炼,并逐渐承担力所能及的家务劳动。

4.心情郁闷时,与家人及好友谈心,及时宣泄不良情绪。

5.出院后逐渐恢复工作,但需要中高强度体力劳动的工作至少要在治疗 3 个月以后再进行。不同手术方式身体的恢复程度不同,因此建议先与主治医生商讨后再返工,并且最初要从半天的工作开始,慢慢增加为全天。

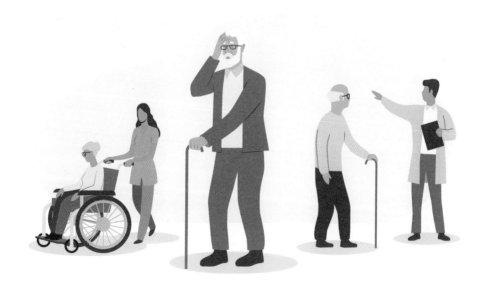

倾听情绪，释放压力

长期的压力会破坏免疫系统，降低人体天生的防癌能力，导致炎症增加。同时，压力还会促进癌细胞扩散。

面对癌症时的情绪

在确诊癌症时，患者可能会表现出以下这些情绪。

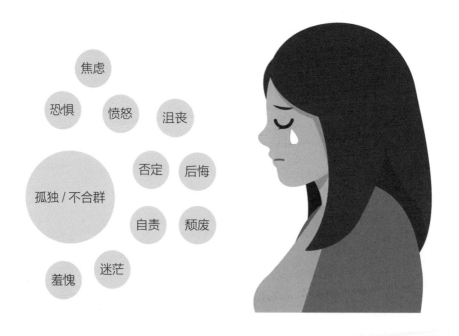

这些情绪的出现其实是很正常的，但重要的是学会倾听情绪、释放压力，以更积极的心态去生活。

抗癌减压六部曲

1

让笑成为习惯

笑是缓解紧张情绪的好方法，其作用于肺、心脏，使大脑释放促进快乐的化学成分，使肌肉得到放松。

即便是微笑，已经足够冲走消极的想法和紧张的情绪。购置一本有趣的台历，欣赏戏剧或者相声表演……让笑成为习惯！

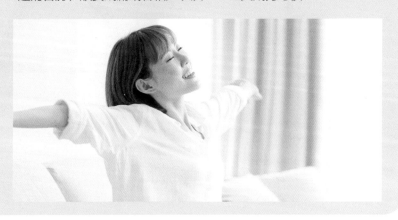

2

深呼吸

深呼吸可以缓解紧张时的呼吸急促，对压力调节有重要作用。它也是熟练运用其他放松技巧的基础，可以在任何时间和地点进行。

舒服地坐下或平躺，把手放在腹部，缓慢地深深吸气，整个腹腔好像一个被吹起来的气球，并保持几秒钟。接下来，慢慢呼气，控制呼气的速度，如同慢慢撒气的气球。

重复吸气和呼气的步骤。

3

伸展运动

伸展运动是放松肌肉的好方法。由于肌肉紧张的部位不同，伸展运动的方式也不同，下面以背部拉伸为例，详细介绍一下。

背部拉伸

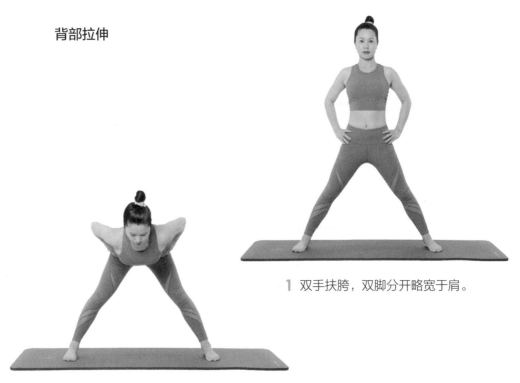

1 双手扶胯，双脚分开略宽于肩。

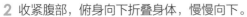

2 收紧腹部，俯身向下折叠身体，慢慢向下。

3 双手向下垂直，
与肩同宽轻轻吸
一口气。

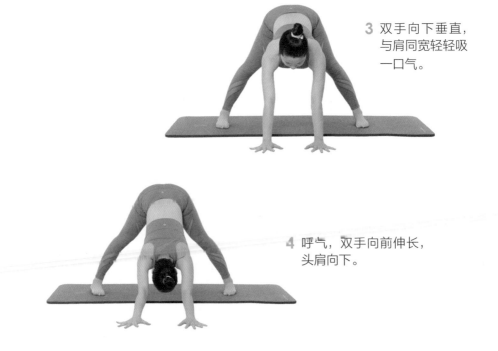

4 呼气，双手向前伸长，
头肩向下。

渐进式放松

4

你是否有过想刻意放松缓解紧张情绪，却忘了平日放松时的感受。渐进式放松就是针对这种时刻的好方法。它是一个先使肌肉收紧再放松的过程。通过充分体会这两种状态下的不同感受，可以重新感知自己的身体。

第1步，紧握拳头，感觉手部肌肉的紧张。保持这一动作几秒钟。

第2步，松开拳头，体会肌肉紧张感的消失，感受自己的手和前臂比刚才轻了。

第3步，比较肌肉收紧和放松时的不同感受。握拳时，手是否在抖动？松开拳头时，手是否感到发热？

冥想

5

冥想就像瑜伽课最后的放松，通过暗示使身体得到放松。

第1步，舒服地坐下或躺下，衣着要宽松，闭上双眼，然后试着清空思绪。

第2步，将思绪集中在胳膊上，反复对自己说："我的胳膊很热、很沉"，直到你真的产生这种感觉。

将第2个步骤应用于身体的其他部位（面部、颈部、腹部、背部等），直到全身得到放松。

想象

6

借助想象的翅膀，任由思绪飞到一个愉快、安全的地方，身体也因此得到放松。

舒服地坐下或躺下，构想一幅平静、安宁的美景，感受温暖和放松。

在尝试以上 2~6 方法时，集中注意力很关键，注意力分散会影响整个效果。不过，走神是正常的，不要因此而放弃，通过不断的练习注意力可以更好地集中。

良好的睡眠加快身体恢复

人一生中有 1/3 的时间都在睡眠中度过。睡眠不足与体重增加、糖尿病、心血管疾病和阿尔茨海默病有密切关系，还会增加癌症风险，导致癌症治疗效果不佳。

《健康中国行动（2019—2030 年）》提倡成人每日平均睡眠时间为 7~8 小时。根据《中国睡眠研究报告 2022》，中国人睡眠平均时长从 2012 年的 8.5 小时缩减至 2021 年的 7.06 小时，睡眠时长减少了近 1.5 小时。

良好睡眠的标准

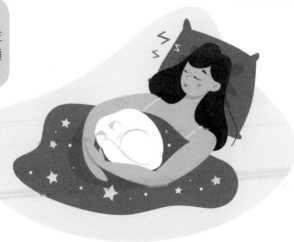

"一觉睡到天亮"，整个睡眠过程连续、质量高

醒来时感觉全身舒适、精力充沛

能够顺利入睡，一般 15 分钟左右即可进入睡眠状态

规律的睡眠时间很重要

睡眠是受人体生物节律调控的。所以，固定睡觉和起床时间，保持规律的睡眠时间十分重要。现在社会工作、学习压力大，有一些不可抗因素导致熬夜，但在熬夜之后最好不要长时间补觉，可以通过午休来进行调整，午休时间尽量不超过 30 分钟，以免影响夜间休息。

远离电子设备

躺在床上玩手机，这几乎是现在我们每一个人的习惯。然而，晚上最影响睡眠的就是手机。卧室是睡觉的地方，要想静下心来好好修复身心，卧室只需要一个闹钟或者一台模拟日出自然唤醒灯。但对大多数人来说，这显然很难做到。那你至少要在临睡前停止使用手机，并将它放在远离床边的位置。除了手机，还应该关掉卧室中的其他灯光，因为它们会干扰褪黑素的分泌，这些都是影响睡眠的重要因素。

90 分钟睡眠法

很多人应该都听过 8 小时睡眠定律，每天晚上只要睡足 8 小时就可以恢复精力。但有时候我们睡足了 8 小时，依旧感到疲惫；有时候明明只睡了 5 小时，却感觉精神饱满。这是为什么呢？

其实这和我们的睡眠周期有很大关系。睡眠周期一般由 5 个不同的睡眠阶段组成，分别是入睡期、浅睡期、熟睡期、深睡期、快速眼动期，经历这 5 个阶段所需的时间通常为 90 分钟左右，所以遵守这个周期的睡眠方法又被称作"90 分钟睡眠法"。

如何保证这 90 分钟的黄金睡眠？答案非常简单，就是坚持每天在同一时间睡觉、同一时间起床，睡眠时间最好为 90 分钟的倍数。

优质睡眠提案

1 ▶ **合理安排晚餐**（17:00~18:00）
晚餐应当以清淡、易消化的食物为主，不宜吃得过饱。

2 ▶ **适当运动**（18:30~19:00）
做适量运动，微微出汗，使体温升高些。

3 ▶ **做好睡眠分界**（19:00~21:00）
看看书、看看电影、听听音乐，也可以学习。活动应以放松精神、去除烦恼的项目为主。

4 ▶ **开始放松身心**（21:00~21:40）
洗热水澡或泡澡，水温以 40℃ 为宜，帮助快速去除疲劳。

5 ▶ **冥想**（21:40~21:50）
双腿盘坐，持续 10 分钟的冥想 / 正念呼吸。

6 ▶ **控制冲动**（21:50~22:00）
设置手机屏幕停用时间，将手机放在够不着的地方。

7 ▶ **进入睡眠**（22:00~22:30）

善用感官来提升睡眠质量

嗅觉　芳香疗法，比如薰衣草精油有助于睡眠。

视觉　睡前将卧室的灯光调暗。
睡前 30 分钟限制使用产生蓝光的电子产品，比如手机、平板电脑等。

听觉　保持睡眠环境的安静，也可以戴耳塞或者用白噪声器帮助入睡。

味觉　不要在下午或晚上喝含有咖啡因的饮料。
少吃巧克力和糖，特别是晚上。

触觉　通过沐浴、足浴等使体表温度上升，体表散发的热量可以让体温下降，让人快速入睡。
控制卧室温度，保持凉爽舒适的感觉。
选择乳胶泡沫或弹簧床垫，保护脊椎，缓解疲劳。

面对坏消息，家人的陪伴很重要

　　癌症患者在对抗癌症的过程中，难免会产生一些不良情绪，此时家人的理解与陪伴尤为重要。所以癌症患者的家人应该调整自己的心态，及时了解患者的心理变化，这样可以更有针对性地陪伴和关爱患者，增加患者康复的概率。

注意癌症患者的心理变化

　　癌症患者得知病情后，心理上会出现一些变化。女性患者除了丈夫外，可以找知心朋友倾诉，缓解心中的苦闷。而男性患者除了妻子外，往往不会找朋友倾诉，也就是说妻子是他们唯一的情感来源。作为家人，不仅要关照患者的疾病，还要从感情上关怀患者，给他一个心理寄托，获得感情支持对抗癌有一定的好处。

鼓励患者参加癌症康复互动小组

　　如果患者身体条件允许，家人可以鼓励患者参加癌症康复互动小组，患者间的鼓励和帮助，可以增强患者抗癌的信心，还可以转移患者对疾病的注意力，以更加积极的心态面对生活。

患者是否知道病情，家人应对方法有不同

　　如果患者知道自己的病情，家人可以多给予患者精神安慰，以增强患者战胜疾病的信心。

如果患者不知道自己的病情，家人应该了解患者在日常生活中可能出现的特殊情况，并提前做好应对准备。

鼓励患者接受治疗

癌症患者得知病情后，可能会出现恐惧、不安、焦虑等情绪，家人应该尽量减轻其心理压力，让患者以乐观的心态正确认识疾病，积极配合医生治疗，树立对生活的希望。

家庭治疗的作用不可忽视

家庭治疗就是以家庭作为一个整体进行心理治疗的方法，通过家庭成员对患者定期的接触和交流，促使家庭做出相应的改变，以减少患者的病症。

由于家庭成员关系不同，所以家庭治疗时需要注意以下原则。

1. 考虑"情"的关系。家人之间，如果遇到什么问题，既不能靠说理推卸责任，也不能靠处罚解决问题，最有效的方法是靠"情"。因为家人关系紧密，只要态度诚恳，家人是可以相互理解的，问题也就迎刃而解了。

2. 及时关注患者遇到的问题，帮助他面对困难，解决问题。

3. 不替患者做重大决定。重要事情应该由家庭成员共同协商决定，任何人都不能代替患者做决定。

延伸阅读

获得与癌症相关的信息及支持的途径

1. 肿瘤专业医务人员
2. 国内外肿瘤专科医院网站
3. 中国抗癌协会官网（CACA）、美国国家综合癌症网络（NCCN）等
4. 与癌症相关的书籍
5. 癌症健康方面的讲座
6. 癌症康复互助小组

晚期癌症患者可以和癌细胞"和平相处"吗?

对于晚期癌症患者来说,一直和癌症对抗,通过治疗完全消除癌症并不一定能赢,与之"和平共处"可能会使患者的生活质量更高。此时,应进行规范、适度治疗,学会带癌生存。

癌症患者如何坚定信心?

癌症患者可以视治疗过程为一个生命历程转折的机会,采取积极正向的态度,坚定"癌症不等于死亡""临床治疗可以清除或缓解疾患"的信念,将这些信念注入实现康复的愿望与目标之中,也就建立了战胜癌症的信心。

癌症患者出现心理问题后,需要药物治疗吗?

当患者出现严重心理问题时,建议尽快就医。医生会根据患者的身体状况,对中重度的焦虑、抑郁、失眠等问题进行相应的药物治疗。

有些患者对服用精神科药物特别排斥,担心不良反应、药物相互作用、依赖问题等,但是必要的药物治疗对患者的全面康复更重要,医生会帮助患者选择适合的药物,因此不必太过紧张。

Part **6**

癌症怎么治，
患者有权了解

手术治疗对早中期癌症较友好

目前，有效的癌症治疗手段越来越多，比如手术治疗、化疗、放疗、分子靶向治疗等。这4种治疗手段各有利弊，下面逐一进行介绍。

手术治疗的主要类型

手术治疗是癌症治疗中最有效、最直接和最常见的方法之一。一般来说，除血液系统的恶性肿瘤（比如白血病、恶性淋巴瘤）外，大多数实体恶性肿瘤（比如肠癌、胃癌）可以采用手术治疗，尤其是在早期和中期，没有发生局部和远处转移并且瘤体较小者，手术治疗是达到临床治愈的主要手段。癌症患者能否进行手术治疗，取决于是否符合手术适应证及是否有手术禁忌证。手术治疗的主要类型有以下2种。

1

根治性手术

根治性手术主要针对早期肿瘤，指广泛切除原发病灶及单个的肿瘤转移病灶，比如肉瘤、胃肠道肿瘤等。早期肿瘤是指肿瘤直径小于5厘米，全身没有任何的扩散和转移。

病情发展已超过根治性手术的范围，或者年老体弱、有严重的脏器功能障碍者，不建议进行此手术。

2

姑息性手术

姑息性手术是指癌细胞已经有局部扩散或远处转移，术前或术中已确认不能彻底切除肿瘤病灶的手术。姑息性手术有两个目的：一是减少危及生命的并发症，比如肠梗阻、胃穿孔、出血等；二是减轻痛苦，改善生活质量，比如晚期乳腺癌。

目前临床上最常用的手术治疗是根治性手术加淋巴结清扫术。失去根治性手术时机的患者，仍有许多治疗手段可以选择：姑息性手术、化疗、放疗、分子靶向治疗、生物免疫治疗等。

术后复查防复发

癌症治疗是个系统性的工作。癌症手术与良性肿瘤手术最大的区别是：良性肿瘤手术完全切除就基本完成了，而癌症手术只是迈出治疗的第一步，术后防复发的路很长，如果不定期复查就会前功尽弃。

术后的复查项目一般包括 X 射线检查、B 超检查、心电图、肝肾功能检查、相应的肿瘤标志物和血常规等。不同的肿瘤要加上特别的复查项目，比如甲状腺癌的复查要加上甲状腺功能相关检查。但术后复查应该循序渐进，过多检查反而对患者有害无利。

化疗不良反应大，该方法已经过时了吗

对于化疗和放疗，人们常常容易混淆这两个概念。化疗是指使用化学药物进行癌症治疗的手段，而放疗是直接利用高能量射线（也叫辐射或高能量粒子）杀死癌症细胞的治疗手段。

本小节先来说说化疗。化疗虽不良反应大，但这种治疗方法并未过时，目前仍是癌症治疗的主流手段。随着医学技术的发展，化疗的方法越来越多，且不良反应可控。

化疗家族的 7 大成员

化疗，是化学抗癌药物治疗的简称，是一种全身治疗手段。通过口服、静脉给药等，化疗药物会随着血液循环分布到绝大多数器官和组织。所以，对一些有全身转移倾向的癌症，以及已经发生转移的中晚期癌症，可以将化疗作为主要治疗手段，主要分为以下 7 类。

No.1

根治性化疗

指将癌细胞"赶尽杀绝"。需要给予足够剂量的化疗药物，并且应使用足够疗程。主要用于绒毛膜上皮癌、生殖细胞癌、部分恶性淋巴瘤、白血病等。

No.2

姑息性化疗

主要针对晚期癌症患者。目的是减轻痛苦、延长寿命。

No.3

辅助化疗（术后）

主要针对还没长到一定大小，即使是通过 CT 等检查也无法发现的癌细胞。

可以杀灭残留癌细胞，预防癌症复发和转移。

No.4

新辅助化疗（术前）

使肿瘤病灶缩小，降低手术难度，为手术治疗做准备。

有助于缩小手术范围，降低手术创伤。

No.5

腔内化疗（局部化疗）

指在腹腔和胸腔等给药，使化疗药物在腔内局部达到较高浓度，从而直接杀灭腔内癌细胞。

主要适用于原发性腔内肿瘤或者经全身性化疗后积液顽固，比如肺癌胸膜转移、胃癌腹膜转移等。

No.6

动脉灌注化疗

将化疗药物和栓塞剂直接导入肿瘤供血血管，将高浓度药物直接作用于局部，发挥最大抗肿瘤作用，产生的不良反应相对较小。

No.7

动脉栓塞化疗

将栓塞剂和少量化疗药物导入肿瘤供血血管。

通过栓塞剂将肿瘤供血血管阻塞，"饿死"癌细胞，并缓慢释放化疗药物杀灭癌细胞。

哪些情况适合做化疗

实际上，并不是所有肿瘤都适合做化疗，适合接受化疗的情况大致如下。

- 小细胞未分化癌、恶性淋巴瘤、绒毛膜上皮癌、睾丸癌等对化疗非常敏感，适合以化疗为主要治疗手段。
- 不适合手术治疗，特别是已有远端转移，但又能耐受化疗的患者。
- 手术或放疗后又出现新转移病灶或局部复发，化疗可能有效的患者。
- 术前和术后的新辅助化疗和辅助化疗。

哪些癌症患者不适合做化疗

- 身体情况差，消瘦衰弱，不能耐受化疗的患者。
- 心脏、肝脏、肾脏等重要器官有较严重功能障碍的患者。
- 骨髓造血功能低下，长期白细胞减少，有的还可有红细胞或血小板减少的患者。
- 曾做过多疗程化疗、大面积放疗，合并有发热、严重感染的患者。

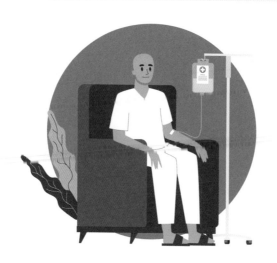

不可回避的话题：化疗的不良反应

化疗药物大多是细胞毒性药物，它们没有办法精准地区分癌细胞和正常细胞，"杀敌一千，自损八百"是常常发生的事情。所以，化疗可能会出现脱发、恶心、呕吐等不良反应，还会导致白细胞减少、贫血等。

需要注意的是，化疗的不良反应是有个体差异的，有轻也有重。化疗的不良反应是化疗药物杀伤人体正常细胞组织引起的，疗效则由化疗药物对癌细胞的杀伤能力而定，二者对象不一样，所以不良反应与疗效没有因果关系。

延伸阅读

了解一下临床疗效评价指标

总生存期（OS）：从患者接受治疗开始到患者因任何原因死亡的时间。通俗来讲就是患者通过治疗活了多久。

部分缓解（PR）：靶病灶最大径之和减少30%以上，至少维持4周。

完全缓解（CR）：所有靶病灶消失，无新病灶出现，且肿瘤标志物正常，至少维持4周。

疾病进展（PD）：靶病灶最大径之和至少增加20%，或出现新病灶。

疾病稳定（SD）：靶病灶最大径之和缩小未达PR，或增大未达PD。

化疗不可随便停

一般来讲，如果化疗效果比较好，至少还要遵医嘱再巩固2~3个周期，或长期地维持治疗。有人化疗后看到肿瘤缩小，因为担心不良反应，便自作主张停止化疗，这样是不对的。因为此时肿瘤控制还不理想，体内还有许多残存的癌细胞，停止化疗后癌细胞增殖速度会更快，不但前功尽弃，还会诱发癌细胞产生耐药性，增加后续的治疗难度。所以，即使化疗产生了效果，也要遵医嘱巩固疗程。

放疗能取代手术治疗治愈癌症吗

　　放疗，就是利用物理射线照射，通过电离辐射的生物效应来杀灭癌细胞，就像用高压水枪冲洗车上的泥块。

　　放疗一直以来都是各类癌症治疗的重要一环，是根治性疗法之一，不仅常搭配外科手术，在术前或术后进行辅助性放疗以增加癌症的局部控制效果，甚至在有些情况下，放疗可以单独作为主要的局部治疗，成功率与手术治疗相当，还可以达到保留器官的目的。

　　那放疗能不能取代手术治疗治愈癌症？答案是，大部分情况下还是优先选择手术治疗，但在某些情况下放疗更优。手术治疗和放疗都有其各自的优点和不良反应，遵从医生建议选择适当的治疗方式。

放疗，难免有偏差

　　放疗与化疗一样，是一把"双刃剑"，可能会导致肿瘤周围正常组织损伤。因此，放疗的目标是在给予放疗靶区（肿瘤照射范围）足够剂量的同时，尽量降低周围正常组织的剂量，既要打得准，又要打得狠。需要注意的是，在治疗过程中，由于人体自身不停息的运动，比如呼吸、心跳等，都会使肿瘤产生一定位移，从而不可避免地让粒子打击产生偏差，使健康细胞受到伤害。

癌症对放疗的敏感程度

敏感程度	癌症
高度敏感	恶性淋巴瘤、精原细胞瘤、肾母细胞瘤等
中度敏感	大多数鳞状细胞癌、脑瘤、鼻咽癌、乳腺癌等
低度敏感	大多数腺癌
不敏感	纤维肉瘤、骨肉瘤、黑色素瘤等

由于放疗敏感性还受细胞分化程度影响，因此其中一些低分化肿瘤如网状细胞肉瘤、尤文肉瘤等，仍可考虑放疗。

术前放疗

在手术前进行放疗，可以有效缩小肿瘤，提高后续手术时完整切除肿瘤的概率，进而提升控制肿瘤的效果。适用于术前放疗的包括 II 至 III 期的直肠癌和食管癌、III 期有机会切除的非小细胞肺癌、未完全包覆血管的胰腺癌等。

术后放疗

在手术后进行放疗，能帮助控制肉眼无法看见的癌细胞，改善局部肿瘤控制率，适用于术后放疗的包括乳腺癌、口腔癌、晚期胃癌、子宫内膜癌等。

放疗"担重任"的情形

有些情况下，手术本身的治疗效果很好，但可能因为肿瘤所在部位必须切除其所在器官，从而造成功能和外观的较大损伤。放疗在此类情况下可以作为局部治疗的主要手段，进行器官保留治疗，其成功率与存活率可与手术相比肩。这类癌症包括鼻咽癌、咽喉癌、颈段食管癌、前列腺癌、肛门癌等。

鼻咽癌，因其位于头颈部深处且肿瘤常严重浸润周边正常组织，淋巴转移广泛，所以手术完整切除的难度极高，所幸鼻咽癌对放疗具有中度敏感性，放疗已成为局部区域型鼻咽癌的一线治疗。

有些癌症接受放疗后，效果优于手术治疗，所以在治疗准则中，放疗同样被列为主要治疗方式，比如 II B 期（含）以上的宫颈癌、III 期无法手术的非小细胞肺癌、高危前列腺癌、颅内生殖细胞瘤等。

以放疗为首选的癌症种类

1. 鼻咽癌。
2. 咽喉癌。
3. ⅡB 期（含）以上的宫颈癌。
4. 高危前列腺癌。
5. 肛门癌、阴茎癌及需要保留器官的癌症。
6. 黏膜相关样组织淋巴瘤、低度恶性淋巴瘤。
7. 颅内精原细胞瘤、松果体瘤。
8. 不适合麻醉或不想进行手术治疗的肺癌、食管癌、皮肤癌等。
9. 宫颈癌，与手术疗效相当。

同一个部位肿瘤不能反复做放疗

一方面，从肿瘤本身来说，再次放疗时其对放疗的敏感性下降，疗效也会打折扣。另一方面，肿瘤周围正常组织接受的放疗剂量必须控制在一定范围内，否则会受到严重的放射损伤，比如脊髓的放疗剂量超量可能会引起瘫痪、小肠、胃的放疗剂量超量可能会引起溃疡、穿孔和出血。所以，一个部位的肿瘤不建议反复进行放疗。

延伸阅读

放疗的准备与配合

1. 放疗前，建议穿宽松的衣服，以便于脱穿。
2. 进入放疗房间后，患者平躺在治疗床上，放射治疗师会根据患者皮肤上的标记确定治疗区域并且正确地摆位。接受体外放射治疗就像拍了一张 X 光片，一般不会有不适感觉。
3. 放射治疗师在机器与患者某一特定部位之间会放置遮挡物（挡铅）以保护正常的组织和器官，还可能有塑料或挡铅模型帮助患者保持准确适合的体位。
4. 在放疗过程中，患者要保持静止不动，这样射线只集中在需要照射的区域并每次都在同一部位，但没必要屏住呼吸，正常呼吸即可。

分子靶向治疗，
基因检测是必要前提

分子靶向治疗，顾名思义，就是使用合适的抗癌药物把癌细胞上的标志性分子作为靶点，实施"精准打击"，杀伤癌细胞的疗法。分子靶向治疗会产生不良反应，比如皮疹、呕吐、腹泻等，需在医生指导下进行治疗。

分子靶向治疗对正常细胞的伤害很小

在进行分子靶向治疗时，靶向药物能针对癌细胞上的靶点，对癌细胞本身或其诱导的微环境进行特异性干预，使其死亡或失去功能。由于正常细胞没有这些靶点，所以靶向药物不会伤害癌细胞周围的正常组织细胞。

分子靶向治疗需满足两个条件

进行分子靶向治疗前，要先判定是否满足以下两个条件。

1.分子靶向治疗首先要找准"靶子"，检测是否存在异常的分子或基因靶点。基因检测是分子靶向治疗的必要前提，只有相应基因突变的患者，才能成为分子靶向治疗的适用对象。

2.有合适的"武器"，即有能"命中"该靶点的治疗药物。

延伸阅读

老年人适合分子靶向治疗吗

分子靶向治疗对患者的肝肾功能、心脏功能等有一定要求，但总体来说，比化疗和放疗对身体的要求相对宽松。所以，分子靶向治疗适用于老年癌症患者。

对癌症来说，
中医治疗和西医治疗并不矛盾

治疗癌症选择西医还是中医

中医治疗与西医治疗二者并不是矛盾体，在治疗中常相辅相成。采用何种治疗主要取决于病理类型、患者耐受程度和治疗时机。如果患者肿瘤恶性程度较高，而心肾功能较好，可优先选择西医治疗，中医药起扶正配合作用；如果患者是肿瘤晚期，内脏功能衰竭，则可以中医治疗为主，旨在减轻身体损伤。

在疾病的不同阶段如何进行中医治疗

中医治疗可以贯穿在癌症治疗的各个阶段，其在不同阶段发挥的效果是不同的。放化疗期间辅助中医治疗是为了增效或减毒；放化疗后使用是为了调整患者身体功能。术后、采取姑息性治疗的患者均可以进行中医治疗，特别是身体虚弱、体质较差的老年癌症患者。

不要神话中医治疗

有的癌症患者对中医治疗寄予过高的期望，认为其不良反应小、效果好。实际上，很多临床实践已证明，单一的治疗手段并不是很理想，中西医多学科的综合治疗更有效。

在进行中医治疗扶正抗癌时，必须重视现代医学手段的治疗作用。若对于年龄较大、一般情况较差、细胞分化较好、肿瘤进展缓慢、无法手术的晚期患者，可遵医嘱予以单纯中医药治疗。

民间偏方"治愈肿瘤"不可信

迄今为止，一些民间的单方、验方能治疗癌症，还仅仅停留在民间口口相传的水平，一些个别"治愈病例"的报告都没有充分证据，更没有可推广的普遍规律。由于有些患者过分相信偏方，导致延误病情的例子不在少数。尤其是对于某些成分不明的"治癌特效药"，一定不要轻信。

中药方剂，支持癌症治疗

不适症状	方剂
全身倦怠，有疲劳感	十全大补汤、补中益气汤
缺乏食欲，体重减轻	六君子汤
肌肉疼痛、痉挛	牛车肾气丸、芍药甘草汤
放疗后引起的肠炎和口腔溃疡	半夏泻心汤
贫血	人参养荣汤
失眠	加味归脾汤、柴胡疏肝散
带状疱疹后遗神经痛	龙胆泻肝汤、桂枝加术附汤
咳嗽、呛咳	麦冬汤
便秘	大黄甘草汤、桂枝加芍药加大黄二汤
水肿	五苓散

局部治疗可以控制转移癌吗？

传统观念认为，转移癌的主要治疗方式是全身性治疗，比如化疗，而局部治疗被认为无助于转移癌的控制。

但越来越多研究指出，转移癌的治疗，除全身性治疗外，若加上局部治疗，有助于癌症控制。刊登于《临床肿瘤学杂志》的一篇针对转移性前列腺癌患者的研究指出，除了标准的激素治疗作为全身性治疗外，若对原发的前列腺部位加以局部放疗，可大幅延长患者的存活期。

治疗的有效率高就等于存活期长吗？

癌症的治疗，以延长存活期的同时保有最佳的生活品质为最优先。积极治疗有时可以快速见效，但治疗的"高有效率"不能完全等同于"存活期长"，因为患者可能在数月后病情恶化。反之，某些分子靶向药物或免疫治疗初步有效率不一定理想，但是能让癌症处于相对稳定的状态，从而达到延长存活期的目的。

越新越贵的药治疗效果越好吗？

随着医学的不断进步，很多新的治疗方式获批上市，尤其是抗癌药物。但是，是否真的越新越贵的药治疗就越有效呢？有可能，但不一定。一种治疗要达到延长癌症患者存活期的前提就是能有效控制癌细胞，并产生较少的不良反应，而不良反应是因人而异的。所以，只有最适合患者的治疗方式才是最有效的。

Part 7

不同癌症
阶段的营养支持，
可能决定治疗效果

治疗前期：
早期进行营养风险筛查，
积极纠正营养不良

营养风险筛查

尽早进行营养风险筛查，能及时发现存在的营养不良和营养风险，并采取有效措施积极干预，纠正营养不良的状态。筛查方法使用欧洲肠外肠内营养学会和中华医学会肠外肠内营养学分会推荐的营养风险筛查 2002（NRS 2002），详见下表。

NRS 2002 评分内容

评分内容	0分	1分	2分	3分
疾病严重程度评分	—	髋骨骨折、慢性疾病急性发作或伴有并发症、慢性阻塞性肺疾病、血液透析、糖尿病、一般恶性肿瘤、肝硬化	腹部大手术、脑卒中、重度肺炎、血液恶性肿瘤	颅脑损伤、骨髓移植、重症监护患者
营养状况受损评分	BMI≥18.5；近1~3个月内体重无变化；近1周进食量无变化	近3个月体重下降5%以上；近1周进食量减少25%~50%	近2个月内体重下降5%以上；近1周进食量减少50%~75%	BMI<18.5及一般情况差；近1个月内体重下降5%以上；近1周进食量减少76%以上

评分内容	0 分	1 分	2 分	3 分
年龄评分	18~69 岁	≥ 70 岁	—	—

注: BMI 为身体质量指数。总评分为表中三项评分相加之和。总评分 ≥ 3 分表明该患者有营养不良或有营养风险，应进行营养支持；总评分 < 3 分，每周重复一次营养风险筛查。

术前的饮食关键点

手术治疗是一种创伤性治疗方法，对身体状况要求比较高，所以癌症患者术前应做好营养储备、增强体质。此外，由于术后一段时间不能正常进食，而伤口愈合、组织再生都需要营养，这也需要术前储备营养。

1

蛋白质

蛋白质能为身体供给能量，调节免疫力。蛋白质摄入不足，会导致免疫力低下，不利于手术顺利进行。所以，要适当多摄入富含蛋白质的食物。日常饮食中，可以通过喝牛奶、豆浆，吃鸡蛋、肉类等来摄入足够的蛋白质。

2

碳水化合物

术前，癌症患者应摄入充足的、易消化的碳水化合物，保证肝脏储存较多的糖（肝糖原），保持手术过程中的血糖浓度，保护肝脏免受麻醉剂的损害。适合癌症患者术前食用的富含碳水化合物食物有谷类、豆类、薯类、水果等。

3

癌症类型不同，术前饮食也不同

对于胃肠道及腹部癌症患者，术前 3~5 天要停用普食，改用少渣的半流食，避免摄入高纤、易胀气的食物；术前 1~2 天改为流食；术前 1 天晚上应禁食。对于其他癌症类型的患者，一般不限制饮食，但术前 12 小时应禁食，术前 6 小时应禁水，以避免因麻醉和手术中呕吐导致的吸入性肺炎或窒息。

化疗前的饮食关键点

化疗在杀死癌细胞的同时也会损伤健康细胞。所以，化疗前应给身体一个良好的营养储备，以增强化疗效果。化疗前饮食可以遵循以下要点。

1

均衡饮食，全面补充营养

一般来说，化疗的效果与体质、营养状况的好坏成正比，如果营养水平差，体质不好，则化疗的效果差，不良反应也就大，反之亦然。因此，化疗前要注重均衡营养，增强体质。

2

注意补充含硒丰富的食物

硒能保护细胞免遭氧化损伤，维持白细胞的稳定，从而调节免疫功能。所以化疗前 7 天可以进行补硒饮食，有效减轻患者的化疗反应。富含硒的食物有海产品、坚果、全谷物、鸡蛋等。

3

吃补气血的食物

化疗前吃些补气血的食物，可以使癌症患者精力充沛、身体强壮，为化疗提供营养基础。补气血的食物有猪肝、瘦肉、乌鸡、木耳、黑豆等。

4

化疗前不要空腹

化疗前应进食少量食物，或饮用少量饮料、淡盐水，减轻化疗的恶心感。

治疗期及治疗期间：营养充足，减轻不良反应

在此期间，癌症患者如果出现营养不良，会降低身体耐受性和治疗敏感性，增加治疗后出现不良反应和并发症的概率。另外，化疗和放疗的不良反应会影响进食，增加营养不良的风险，所以患者在此期间要注意饮食习惯不要改动太大，注意饮食的合理性，保证营养的充足摄入。

化疗期间的饮食关键点

许多患者因为化疗被迫从"重口味"转变成饮食清淡、戒酒、戒辣，食欲直线下降。此时，患者家属要努力丰富家庭的菜谱，使患者增加食欲，在饮食中感受到幸福。

1 高蛋白质、高维生素的饮食结构

蛋白质是修复身体组织及白细胞再生的重要成分，化疗患者应在平衡膳食的基础上，摄入足量富含蛋白质的食物，如鸡蛋、大豆及其制品、奶及奶制品、瘦肉等。蔬菜水果富含维生素及膳食纤维，有助于减轻化疗反应，改善肠胃功能。

2 清淡细软、易消化的食物

为了减轻消化道负担，化疗期间应注意选择清淡细软、易消化的食物，如鸡蛋羹、清蒸鱼、豆腐、酸奶、细软的蔬菜等，避免油腻、粗硬、味道太浓或辛辣刺激的食物。

化疗时吃什么能提高血象

贫血在化疗中发生的比例很高，当患者血色素开始降低的时候，会出现口唇或指甲发白，从座位站起来或者起床的时候容易头晕眼花，这些迹象都提示患者可能出现了慢性贫血。

为骨髓增生添动力

如果骨髓增生的动力不足，可以通过注射促红细胞生成素等刺激骨髓造血。需要注意的是，促红细胞生成素没有任何口服剂型，所以打着"口服型"旗号的保健品都是不足为信的。

补充造血原料

1. 补充优质蛋白。蛋白质是合成血红蛋白的原料，所以建议患者在保证热量摄入的前提下多摄入高蛋白食物。日常可适当多食蛋类、鱼肉、瘦肉、奶类及其制品、大豆及其制品等。

2. 补铁。足够的铁元素摄入能促进血红蛋白的合成。建议患者日常可适当多食红肉、动物肝脏、动物血等。

3. 补维生素 C。维生素 C 能协助铁吸收。日常可适当多食猕猴桃、鲜枣、苹果、橙子等。

延伸阅读

不建议大量补充阿胶

不少人认为阿胶补气血，可以治疗贫血，其实这是一个误区。中医讲的"血虚"和西医里的"贫血"是两码事，阿胶对骨髓增生并没有多大的帮助。因此，不建议患者大量补充阿胶，因为长期大量补充反而易造成体内激素平衡失调，对健康不利。

化疗产生的不良反应不同，饮食原则也不同

消化道不适，宜吃易消化、开胃的食物

如果患者出现恶心、呕吐、食欲不佳，应多吃些易消化的食物，主食以流食或半流食为主，比如粥类、面条等。

也可吃些带酸味的食物来开胃，比如山楂、橘子、草莓等。

切忌吃生冷油腻的食物。

对于多数食欲不好的患者，少量多餐好过三顿大餐，每餐吃到六七分饱，并且可以选择在自己感觉食欲最旺盛的时候进食。

如果呕吐剧烈或不愿进食，不必强迫进食，以免加重不适。但要注意持续补水，比如白开水、鲜榨蔬果汁、功能饮料等。每天建议饮水 1500~1700 毫升，以利于体内代谢废物的排出。

上火症状，宜吃新鲜的蔬果

化疗期间，如果患者出现口渴、口腔溃疡、大便干结、尿黄、舌苔发红等上火症状，应多食新鲜的蔬果，比如苦瓜、丝瓜、梨、香蕉等。忌吃辛辣刺激性食物。

头晕乏力，宜吃补铁补血的食物

在化疗时，患者的白细胞和血小板会急剧下降，容易出现头晕目眩、倦怠乏力等情况，此时应多吃些补铁补血的食物，比如猪肝、猪血、瘦肉、菠菜等。

放疗期间的饮食关键点

放疗是一种"局部"治疗的手段。因此放疗引起的并发症主要是局部损伤，比如在颈部放疗时可能出现口干、口腔溃疡的症状，腹腔和盆腔放疗时可能出现腹泻的症状。

为了减轻这些不良反应，患者家属可以在准备饮食上这样做。

1
准备生津食物
如果放疗部位在颈部或胸部，可适当食用生津食物，比如梨、西瓜、山楂、莲藕、苦瓜、山药、银耳等，避免食用腌制、粗硬、辛辣的食物。

2
准备易消化、少油腻的食物
如果患者出现恶心、呕吐等情况，可以吃些易消化、少油腻的食物，比如绿豆冬瓜汤、蔬菜瘦肉粥、银耳莲子羹等，既可以保护肠胃，又可以促进消化吸收。

3
补充优质蛋白
放疗容易导致白细胞和血小板减少，及时补充优质蛋白可以帮助患者调节免疫力，增强耐受性。富含优质蛋白的食物有瘦肉、鱼虾、鸡蛋、牛奶、大豆及其制品等。

4
注意膳食纤维的摄入量
当在盆腔放疗的患者发生腹泻的时候，家属要特别注意患者膳食纤维的摄入量。不可溶性膳食纤维本来对人体是有益的，但是在这种情况下再增加它的摄入量，不但会加重腹泻，还有可能导致大便变硬，造成肠道黏膜损伤和脱落。可以适量减少空心菜、韭菜、芹菜、莲藕、竹笋等食物的摄入量。

恢复期：
关注营养状况，避免营养不良

当患者开始能够正常进食的时候，就意味着真正的恢复期开始了。此时应当多关注营养状况，避免营养不良。术后胃肠功能的丧失、部分组织修复不全，以及应激反应导致的营养摄入不足和能量大量消耗，容易导致营养不良。另一方面，放化疗之后产生的恶心、呕吐、腹痛、食欲下降，包括肝功能、肠道黏膜的损伤也会导致人体营养摄入、吸收、消化的障碍。

患者保持整体营养良好，才能保持体能、提升耐受性、降低感染风险，使受损的组织尽快修复，从而提高患者的生活质量、延长生存期。

恢复期的饮食关键点

1

循序渐进

虽然患者开始能够正常饮食，治疗所带来的不良反应也在渐渐消失，但是消化道肿瘤患者的消化功能需要更长的时间才能恢复，因此术后饮食要循序渐进。术后1~2天吃清流食；术后3~7天吃半流食；术后1周再吃普通软食。由于化疗、放疗对胃肠道造成损伤的患者同样要遵循由少至多、由稀至稠、由单种至多种，逐渐加量的饮食原则。

2

饮食多样、营养均衡

恢复期的癌症患者要在医师的指导下合理饮食。每日食物种类至少保证在12种以上，以谷类为主要热量来源，保证蛋白质的充足摄入，同时保证每天300~500克的蔬菜和200~350克的水果。

3

增加优质蛋白的摄入

当患者的不良反应减轻，可以适当多吃些高蛋白的食物，帮助身体恢复，比如豆类、鱼类、禽肉、鸡蛋、牛奶等，给身体提供足够的能量。

4

食用富含维生素的食物

维生素可以促进伤口愈合、调节免疫力。所以，建议癌症患者适当多吃些富含维生素的食物，比如新鲜的蔬菜水果、动物内脏、坚果、全谷物等。

5

食用补气血的食物

恢复期，患者宜吃些补气血的食物以利于身体元气的恢复，比如红枣、猪血、山药、桂圆、香菇等。

6

食用辅助抗癌的食物

很多食物含有抗癌成分，可以辅助抗癌，比如番茄、胡萝卜、西蓝花、芦笋、大蒜等。患者可以适当食用一些这样的食物，但注意不要单一食用某种食物过量，以免造成营养失衡。

延伸阅读

恢复期宜适当运动

很多人认为，术后或放化疗后的癌症患者应一直卧床休息，其实癌症患者在恢复期应适当进行运动。适当运动可以减少肌肉分解代谢，帮助患者改善体能，减少因缺乏运动而导致肌肉萎缩的风险。但运动前应先咨询医生，减少运动损伤，大部分恢复期的癌症患者可以在有氧运动的基础上进行个体化的抗阻训练，以保持肌力和肌肉量；如果体力较差，也可以每天散步 10~15 分钟，循序渐进，帮助改善体能、控制体重。

康复期：养成良好的饮食习惯，预防癌症复发

康复期的营养管理、科学饮食，可以有效预防癌症的复发和恶化。良好的饮食习惯对癌症的康复有很重要的意义，可以帮助患者恢复得更快，使生活质量更高。

康复期的饮食关键点

1

食物多样化，适量增加全谷物的摄入

康复期患者的饮食要注意荤素搭配，如果胃肠道功能较好，可以适量增加全谷物的摄入。全谷物比精制谷物保留了较多的膳食纤维、蛋白质、维生素等，有利于调节胃肠道、控制体重、调节免疫、稳定血糖。

2

适量增加优质蛋白的摄入

康复期患者尽量从鱼类、禽类、蛋类、豆类中摄取蛋白质，适量减少红肉的摄入。建议每周食用 2~4 次白肉，每次 50~100 克。大豆及其制品富含优质蛋白，患者每日可摄入 30~50 克豆腐干或 200 克豆腐。如果因放化疗而胃肠道损伤，可将食物制作得软烂细碎。

3

适量增加蔬菜水果的摄入

蔬菜水果中不仅富含维生素、矿物质，还含有植物化学物，可以抗氧化，稳定激素水平，同时有助于新陈代谢和消化。建议康复期患者每日摄入 500 克左右的蔬菜，350 克左右的水果。

4 **限制精制糖的摄入**

精制糖摄入过多不仅容易引起肥胖、高血压、糖尿病、动脉粥样硬化等疾病，还会加速癌细胞的生长。所以康复期患者要限制精制糖的摄入，少吃甜食、少喝甜饮料。

5 **避免饮酒**

饮酒会增加患原发性肝癌、口腔癌、喉癌、食管癌等的风险。长期大量饮酒还会导致血脂代谢紊乱，增加患心血管疾病的风险。

6 **限制加工食物的摄入**

建议患者在康复期少吃或不吃烟熏、腌制食品等深加工食物，比如香肠、腊肉等。

7 **科学的烹调方式**

推荐选用低温快炒、蒸等方法烹调，不推荐炭烤和高温煎炸。饮食尽量多样化，以增加患者的食欲。尽量少用炭烤和高温煎炸的方式，一方面，这些烹调方式会产生有害或致癌物质；另一方面，这些食物气味比较大，会增加患者恶心呕吐的概率。

定期进行自我营养筛查

建议康复期患者定期进行自我营养筛查，每周监测体重，发现短期内体重下降大于5%或饮食减少1/3以上超过1周时，应及时就诊，制订个体化营养治疗方案，通过营养咨询、营养支持、避免饮食误区等手段来改善营养状况，必要时口服肠内营养制剂或特殊医学用途配方食品。如饮食及口服营养补充不能满足目标能量需求的60%且维持3~5天，可在营养（医）师指导下，依次选择肠内或静脉营养支持来改善营养状况。

进展期：维持或改善营养状况，提高生活质量

进展期属于癌症的中晚期，此时肿瘤随着时间的延长，会不断地增生变大，且出现浸润、转移或远处组织器官侵袭的可能。

患者局部和全身的症状越来越明显。局部症状有疼痛、出血、消化道梗阻等；全身症状有消瘦、贫血、免疫力下降等。这些都可能导致营养不良，所以在这一阶段，患者要特别关注营养状况，以提高生活质量。

不同类型患者的饮食关键点

1

食欲减退的患者
每次少量进食，少食多餐，每日进食5~6次；进餐环境要轻松愉悦，以增加患者食欲。

2

恶心、呕吐的患者
这类患者平日饮食要清淡、忌油腻，进餐时减少液体的摄入；平时注意补充水分，保持电解质平衡。

3

味觉、嗅觉发生变化的患者
肿瘤会降低人体对酸味、甜味的敏感度，提升对苦味的敏感度。所以，烹调时可加入酸味的调味剂，比如醋、柠檬汁等，也可以食用香菇、洋葱等味道较浓的食物来刺激食欲；避免摄入苦味食物，比如芥菜、苦瓜等。

4

早饱、腹胀的患者

建议早饱患者（吃少量食物便有饱腹感）摄入小份额、高热量、高蛋白的食物，避免高纤维、低热量的食物。腹胀患者要避免胀气食物，比如红薯、板栗、洋葱、坚果等；也不要喝啤酒、碳酸饮料；正餐中避免进食液体多的食物。

5

腹泻的患者

注意增加液体的摄入，少食多餐，避免食用含有大量不可溶性膳食纤维的食物，比如芹菜、韭菜、白菜等；可以选择食用益生元或益生菌补充剂。

6

吞咽困难的患者

通过调整食物的黏稠度，将食物切小、切碎，进食的同时适当饮水等方法改善患者吞咽困难的问题。

7

有口腔黏膜炎的患者

建议食用一些湿润、软滑的食物，避免进食过热、粗硬、酸辣等食物，保持口腔卫生。

延伸阅读

饭量无法增加时补充热量的小妙招

1. 将蜂蜜、花生酱等高热量食物涂抹在面包、馒头、饼干上，或加在饮料、牛奶和粥中。
2. 适当吃点果仁和甜品，比如花生、瓜子、核桃，以及果干、糖果、冰激凌等。

终末期：营养支持有意义，舒适缓和是原则

终末期旨在提升生活质量

终末期是指患者失去常规抗癌治疗指征的情况。这一阶段的患者往往身体极度虚弱和消瘦，生活完全无法自理，食物和液体摄入量减少，无法主动进食，出现难以控制的疲乏、疼痛等症状，甚至无法吞咽药物；卧床不起，终日昏睡，不知时间与地点，很难集中精神，几乎不能配合治疗或护理。

这个时期的营养支持应该以舒适缓和为原则，帮助患者提升生活质量。

个性化营养支持

此时进行的营养支持，主要目的是维持或改善营养状况，延缓恶病质的进展速度，以减轻患者痛苦，改善其生活质量。这个阶段的营养支持要以个性化的方式进行。

只要患者能够自主吞咽，尽量通过正常方式摄入营养成分。

如果患者胃肠道功能丧失，也可输注静脉营养液，但不宜长期进行。

在终末期，患者吃喝的欲望会逐渐减弱。此时，一切应以患者为中心，尊重患者的意愿，患者有拒绝进食的权利。患者家属要根据患者的意愿，选择合适的、适度的营养支持治疗，帮助患者有尊严、舒适地走完最后一程。

哪些营养素能帮助术后伤口恢复？

蛋白质

作用： 帮助构建健康组织及促进伤口愈合。

缺乏症状及风险人群： 免疫力低下，伤口愈合不良，肌肉丢失，无力；素食者及大豆类食物摄入不足者。

需要量： 正常人每天每千克体重需 0.8~1.0 克，大手术后或营养不良患者的需要量为 1.2~2 克。

食物来源： 肉、蛋、奶及大豆类食物。食物摄入不足时，可通过口服乳清蛋白粉予以补充。

锌

作用： 促进伤口愈合，维持免疫细胞功能。

缺乏症状及风险人群： 味觉丧失，伤口愈合慢等；腹泻患者、克罗恩病患者、素食者、酗酒者。

需要量： 成年女性每日推荐量为 7.5 毫克，成年男性为 12.5 毫克，素食者锌的需求量是正常人的 1.5 倍。

食物来源： 贝类等海鲜，动物肝脏、牛肉、小麦胚粉及全谷类、豆类、坚果类食物。

维生素 C

作用： 促进伤口愈合和抗氧化，对胶原蛋白的形成有重要作用。

缺乏症状及风险人群： 牙龈出血，伤口不愈合；应激性溃疡等大手术后、严重偏食及严重营养不良的患者。

需要量： 成年人每日推荐摄入量约为 100 毫克，吸烟者额外需要 35 毫克。日均摄入量上限为 2000 毫克。每日只要摄入适量的新鲜蔬果，很容易获得足量的维生素 C。

食物来源： 新鲜蔬果，比如橙子、猕猴桃、草莓、鲜枣、柿子椒、绿叶蔬菜等。

Part 8

深度了解
常见癌症

肺癌是发病率、死亡率排名首位的癌症

在 2020 年中国癌症新发病例中，肺癌位居第一，约占中国癌症新发病例总数的 17.9%。同时，肺癌也是我国近 30 年发病率和死亡率增长速度较快的癌症之一。男性肺癌的发病率和死亡率均为所有癌症的首位；女性肺癌的发病率虽为第二位，但死亡率排在首位。

肺癌，通常是从主支气管和肺部的内壁细胞病变开始的。这些癌细胞不具备正常细胞的功能，不能帮助人体进行氧气和二氧化碳的交换。当它们快速生长时，就会在肺部形成肿瘤，干扰肺部向全身供氧的功能。

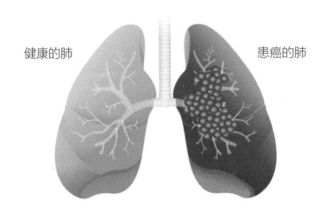

健康的肺　　　　　　　　　　患癌的肺

肺癌的高危人群

1. 长期吸烟和被动吸烟的人群。
2. 有慢性阻塞性肺疾病或慢性肺纤维化病史的患者。
3. 与石棉、氡、铍、铀、铬、镉、镍、硅、煤烟等有职业接触的工作者。
4. 有肺癌家族史的人群。

肺癌的发生不是在一夜之间，而是要经历一个漫长的过程，通常要 15～30 年，这是因为它需要累积一系列突变，而不仅仅是一个突变。

早期肺癌症状不典型，易被忽视

肺癌的早期临床表现多样，缺乏特异性，经常容易被忽视，从而导致肺癌诊断的延误。而且肺癌的早期症状并不明显，如果肿瘤比较小的话，患者几乎难以察觉。当肿瘤长在气管或者支气管旁边，并刺激到纤毛，患者会出现咳嗽的症状。但日常生活中，绝大部分人都不会把咳嗽当作是多么严重的事情。其实咳嗽也是有区别的，外部刺激、感冒引发的咳嗽是暂时的，三五天就会痊愈，而肺癌引发的咳嗽是持续性的、不断加重的，这种情况应予以重视，及时去医院进行检查。

> **延伸阅读**
>
> **女性肺癌患者为什么越来越多**
>
> 近年来，女性肺癌的发病率不断上升。目前，造成女性肺癌发病率升高的原因还不是很明确，但专家提出了几种可能的原因。
> 1. 寿命延长。
> 2. 接触二手烟、三手烟。
> 3. 吸入过多的厨房油烟。
> 4. 空气污染。

肺癌早期筛查内容

早期筛查对提高肺癌患者生存率非常关键。正常细胞突变后，依然还能维持一定的正常功能，这样的细胞称为肺癌前体细胞。这些前体细胞不算癌细胞，它们有时会过度生长，成为良性结节或者肿瘤。如果通过早期筛查，及时发现它们并进行手术治疗或放疗，完全可以治愈。但如果肺癌前体细胞在没有被发现的情况下继续分裂，导致出现新的突变，情况就会进一步恶化，最终形成癌细胞。

在肺癌早期筛查技术方面，胸部 CT 能有效排除前后组织结构的重叠干扰，发现肺部隐蔽的病灶，但因其放射剂量较大，长期使用对患者身体健康影响较大，所以不推荐作为肺癌早期筛查的常规方法。

低剂量螺旋 CT（LDCT）是目前公认的、可执行的、有效的肺癌早期筛查手段，其灵敏度高、普及性高，是肺癌高危人群早期筛查可靠的基础检查手段，但 LDCT 也存在一定的问题，比如假阳性，所以一般与其他筛查方法结合使用。

近年来，液体活检技术得到发展，可以实现对血液中游离 DNA 进行检测，并根据肿瘤特异性的突变谱进行肺癌的早期诊断。

预防肺癌的好习惯

No. 1 ——————
不吸烟、不喝酒。

No. 2 ——————
在空气质量较差的环境中要戴口罩，以减少对肺部的不良影响。

No. 3 ——————
高危人群要定期体检，定期进行肺癌早期筛查。

No. 4 ——————
平时多食用清肺护肺的食物，比如冬瓜汤、川贝雪梨银耳羹等。

肺癌的诊断依据

肺癌的诊断主要根据临床表现和各种辅助检查，比如血常规、生化、免疫、凝血功能、肿瘤标志物、影像学、超声等检查综合考量。肺癌尤其是周围型肺癌，在影像上与部分肺结核病灶、部分慢性炎症病变很难鉴别，所以肺癌的确诊需要通过活检或穿刺术以获得病理学或细胞学的证据。如果想要了解是否存在肺癌骨转移，一般采用骨核素扫描进行诊断。

肺癌应该选择哪种治疗方式

目前，肺癌的治疗方式大致分为：手术治疗、放疗、化疗、分子靶向治疗和免疫治疗。

医生在选择不同治疗手段的时候，一般会考虑以下 6 个问题。

风险和不良反应。

治疗对患者日常生活的影响。

治疗目的是治愈还是减轻症状。

这种治疗方式的成功概率是多少。

患者的经济条件。

本院以及自己在这种疗法方面是否有足够的经验。

放疗是治疗肺癌的重要手段，能够延长生命，提高生活质量。放疗有多种形式，比如光子放疗、质子放疗、重离子放疗。

放疗和手术治疗都是局部治疗，当病灶范围或者肿瘤个数有限的时候，使用局部治疗方式的效果较好。但如果癌细胞已经转移，光靠放疗就不行了，需要结合化疗、分子靶向治疗、免疫治疗等系统性药物治疗方法。

化疗是晚期肺癌的主要治疗方式之一。化疗药物通过口服或静脉注射进入体内，随着血液循环到达全身，杀死快速生长的癌细胞。

分子靶向治疗需要明确基因突变状态，依据分子分型指导靶向治疗。

免疫治疗旨在通过服用免疫药物，激活人体的免疫系统，依靠自身免疫力，控制或清除癌细胞，实现临床治愈或长期与癌共存。

结直肠癌与生活方式和饮食类型密切相关

　　结直肠癌是一种"生活方式癌"，与平时的生活方式有很大关系。结直肠癌的发病与热量摄入过多、饱和脂肪酸摄入过多、运动过少，膳食纤维、维生素A、维生素C、维生素E、硒、钙等摄入不足有关。

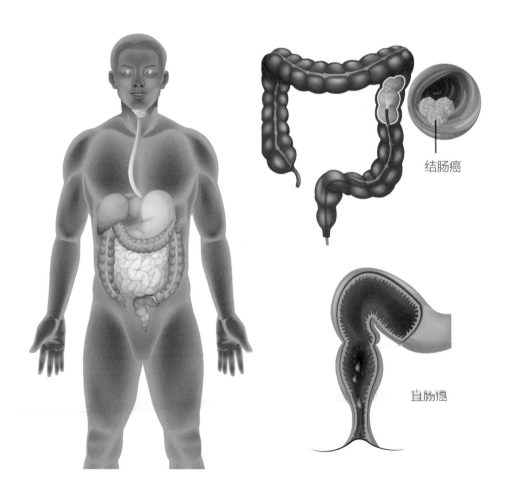

结肠癌

直肠癌

结直肠癌的高危人群

No.1

年龄

40~74岁是结直肠癌的高发年龄段。

No.2

家族史

家族成员中有患结直肠癌的病史。

No.3

肠炎病史

有溃疡性结肠炎或克罗恩病的病史。

No.4

息肉

息肉是导致结直肠癌的主要原因。有家族性腺瘤性息肉病的人群需要注意。

No.5

运动过少

运动过少会导致粪便在肠道中的通过时间延长，增加了致癌物和肠黏膜接触的机会，使结直肠癌的发病率和恶化可能性增加。

No.6

大便潜血阳性者

如果出现大便潜血阳性，建议进一步进行消化道内窥镜检查。

No.7

职业因素

接触石棉、放射线等致癌物可以使结直肠癌的发病率提高1.5~2倍。此外，皮革加工、金属制造和棉纱生产等行业，结直肠癌的发病率和死亡率比其他行业高。

No.8

不当的烹调方式

不当的烹调方式会导致食物中的致癌物增加，尤其是炭烤和油炸。这些食物中的苯并芘是1级致癌物，多吃容易引发结直肠癌。

结直肠癌的主要症状

除了体重减轻、缺乏食欲、易疲劳等癌症共有的症状外，结直肠癌因肿瘤生长的位置不同会表现出不同的症状。

左侧结直肠癌症状
左侧结直肠癌患者易出现腹泻、便秘、腹泻与便秘交替出现、排便不净或持续出现便意等症状。粪便性状也会发生改变，颜色呈鲜红色或暗红色，形状细如笔。

右侧结直肠癌症状
右侧结直肠癌患者会出现轻微肠道阻塞症状，轻微贫血，右下腹用手触诊可以触摸到肿块，时常能感到腹胀、腹部痉挛等。

注意以上两个不同位置结直肠癌的典型症状：便血和贫血。如果出现便血，建议去医院进行检查，自己不要轻易判断是痔疮还是结直肠癌。

结直肠癌早期筛查内容

息肉是结直肠癌的高危因素，如果任其发展会有癌变风险。另外，40岁以上人群应做好各种措施预防结直肠癌。结直肠癌早期筛查项目如下。

1. 大便潜血检查。

2. 肛门指检，检查是否有肿块。

3. 结肠镜检查。结肠镜检查是结直肠癌筛查的"金标准"，不仅可以做检查，也可以做治疗，发现息肉后还可以直接切除，阻断癌前病变。

以下这些人群应定期进行结直肠癌早期筛查，随时监测身体健康状况：年龄大于40岁的人群；有肠息肉、肠炎病史的人群；喜欢吃肥肉，不喜欢吃蔬果的人群；有结直肠癌家族史的人群；有吸烟、喝酒习惯的人群。

预防结直肠癌的好习惯

No.1 饮食适时适量。结直肠癌是消化道常见的恶性肿瘤，与日常的饮食习惯有很大关系，特别是晚餐要注意不能吃得太晚，也不能吃得太饱。

No.2 减少动物脂肪的摄入，平时多吃蔬菜水果，多吃富含膳食纤维和淀粉的食物，比如土豆、全谷物、大米等。

No.3 多补充硒元素。硒元素是被广泛证明和癌症有密切关系的元素之一，缺硒可能导致结直肠癌的发病率增加。常见的富含硒的食物有大蒜、芦笋、蘑菇、芝麻等。

No.4 保持体重，积极运动，避免久坐。

结直肠癌的诊断依据

结直肠癌的诊断主要根据临床表现和各种辅助检查，比如血常规、生化、免疫、凝血功能、肿瘤标志物、影像学、肠镜、超声等检查综合考量。并判断肿瘤的位置和大小，临床分期以及严重程度。

结直肠癌应该选择哪种治疗方式

结直肠癌的治疗方式会根据肿瘤的位置、大小、侵犯程度及有无淋巴结及其他器官转移来评估，主要有手术治疗、化疗、放疗等。医生选择适当的治疗方式除了看患病的临床分期之外，也会考虑患者的年龄、身体状况、治疗配合的积极程度，并且会与患者讨论各种治疗方式的利弊后共同决定。

手术治疗为结直肠癌最主要的治疗方式，通过切除癌变位置的结肠段和清除周围淋巴结，以控制癌细胞的进一步扩散和蔓延。

爱养胃的中国人，胃癌新发病例却占全球的将近一半

根据 2020 年全球癌症数据，中国胃癌的新发病例数为 48 万，占全球胃癌新发病例数的 44%，且其发病率和死亡率在我国癌症排名中均位居第三。我国早期胃癌占比很低，仅约 20%，大多数胃癌被发现时已是进展期，总体 5 年生存率不足 50%。胃癌的男女发病率比例约为 2：1，高发年龄范围为 40～70 岁，近年来有年轻化的趋势。

诱发胃癌的高危因素

1
饮食因素
在胃癌的病因中，饮食因素被认为是与胃癌关系最为密切的。

高盐饮食　常吃烟熏食品　常吃腌制食品　常吃霉变食物

2
幽门螺杆菌感染
幽门螺杆菌是引发萎缩性胃炎的主要因素，其导致胃腺体的改变，从而诱发胃癌。

3
烟、酒
烟草中的致癌物会通过口腔进入胃部，刺激胃黏膜，增加患胃癌的风险。长期大量饮酒容易刺激并损伤胃黏膜，导致慢性胃炎、萎缩性胃炎、胃溃疡等，从而诱发胃癌。

此外，胃癌的发生与遗传、环境、年龄、内分泌等因素也有关。

胃癌的主要症状

早期 胃癌患者常无明显的特异性症状，随着病情的进展可出现类似胃炎、胃溃疡的症状，主要表现如下。

1. 上腹饱胀不适或隐痛，以饭后为重。
2. 食欲减退、嗳气、反酸、恶心、呕吐、黑便等。

进展期 胃癌患者除上述症状外，还常出现以下症状。

1. 体重减轻、贫血、乏力。
2. 胃部疼痛。如果疼痛持续加重且向腰背发散，则可能存在胰腺和腹腔神经丛受侵犯的情况。胃癌一旦穿孔，可出现剧烈腹痛的胃穿孔症状。
3. 恶心、呕吐。常为肿瘤引起的肠梗阻或胃功能紊乱所致。贲门癌可出现进行性加重的吞咽困难及反流症状；胃窦腺癌引起幽门梗阻时会出现呕吐等症状。
4. 出血和黑便。肿瘤侵犯血管，可引起消化道出血。当出血量小时仅有大便潜血，当出血量较大时可表现为呕血及黑便。
5. 其他症状，比如腹泻、转移灶的症状等。

晚期 胃癌患者可出现严重消瘦、贫血、水肿、发热、黄疸和恶病质。

胃癌早期筛查内容

胃癌早期筛查的手段通常为胃镜检查，通过胃镜可以直视黏膜病变，还可以直接取病变部位进行组织病理活检，准确率较高。所以，建议胃癌的高危人群定期进行胃镜检查，可以及时发现可疑病灶，并进行进一步诊断。

目前，"胃镜＋活检"仍是筛查和诊断胃癌的"金标准"。但在做胃镜之前，可以先进行血液检查，评估早期胃癌的风险，再决定是否要做胃镜。除了普通胃镜，还可以选择磁控胶囊胃镜，其灵敏度、特异度和诊断准确度较高，且全程无痛苦，操作方便，缺点是无法取活检、价格昂贵。

做普通胃镜检查的注意事项

1. 不要太紧张,配合好医生吸气呼气。
2. 流口水不要吞进去,让它正常流出来。
3. 前一天饮食宜清淡,晚上8点后禁食。
4. 检查前排空大小便。
5. 保持放松心态,紧张情绪容易导致胃黏膜痉挛而影响胃镜检查。

预防胃癌的好习惯

吃得清淡些

高盐饮食会使胃内局部形成高渗透压,直接损坏胃黏膜。而且,高盐饮食会使胃黏膜上皮细胞对致癌物,如对亚硝基化合物的敏感性增加。建议每人每天的食盐摄入量低于5克。

补充足量的叶酸

叶酸可以缓解上腹部不适,对胃黏膜肠上皮化生和异型增生有帮助。日常可适当多食菠菜、苋菜、动物肝脏等富含叶酸的食物。长期服用叶酸可以在一定程度上预防慢性萎缩性胃炎,从而减少胃癌的发生。

补充维生素C

维生素C能够帮助阻断胃癌的致病因素——亚硝基化合物的合成,从而达到防癌的作用。维生素C含量高的食物有橘子、猕猴桃、辣椒、番茄等。

胃癌的诊断依据

胃癌的诊断主要根据胃镜、影像学、血常规、便常规及隐血试验、胃液脱落细胞学、肿瘤标志物等检查综合考量得出结果。胃镜检查时，医生将一条纤细、柔软的管子伸入胃中，可以直接观察到食管、胃和十二指肠的病变情况，同时也可以通过对可疑病变部位进行病理活检及细胞学检查，以进一步明确诊断。CT 检查可以反映肿瘤转移的范围、大小，以及邻近组织和器官的受影响情况，对医生做出准确的判断和制定治疗方案起重要作用。针对一些体弱多病无法使用胃镜的患者，可以采用钡餐检查对胃部进行探测。

胃癌应该选择哪种治疗方式

手术治疗

手术治疗是胃癌目前的主要治疗方式。由于手术死亡率及术后并发症存在较大的个体差异，所以手术前需要对患者的整体健康状况进行全面检查。

胃癌的手术治疗包括传统开腹手术、腹腔镜手术以及内窥镜手术等。根据患者身体情况及治疗目的不同，还可划分为根治性手术、姑息性手术、减状手术等。根治性手术是根据患者的身体情况、病灶部位和浸润范围决定的，包括根治性远端或近端胃大部切除术和全胃切除术 3 种。手术要求包括充分切除原发病灶、彻底清除胃周淋巴结、完全消灭腹腔游离癌细胞和微小转移灶。手术治疗是目前最有效的治疗胃癌的治疗方式。

化疗

如果已是胃癌晚期，无法进行手术，则以化疗为主。同时注意加强营养支持，提高自身免疫力，积极治疗。

乳腺癌，排名第一的"红颜杀手"

乳腺癌是女性常见的恶性肿瘤之一，发病率位居首位，严重危害女性的身心健康。目前，通过采用综合治疗手段，乳腺癌的治疗效果已大大提升。

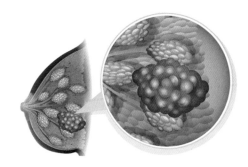

诱发乳腺癌的高危因素

1 遗传基因

遗传基因的突变会增加乳腺癌发病率，比如乳腺癌易感基因（BRCA），包括BRCA1和BRCA2这两个基因。如果携带BRCA1/BRCA2基因突变，会有很高的乳腺癌易感性。

2 内源性雌激素水平

无论绝经前还是绝经后的女性，内源性雌激素水平较高者的乳腺癌发病率会增加。

3 生育、哺乳和避孕药

足月妊娠和哺乳可以使乳腺上皮发生一系列变化而成熟，使得上皮细胞具有更强的抗基因突变能力。长期口服短效避孕药可能增加乳腺癌的患病风险。

4 情绪、心理因素

有乳腺疾病，特别是乳腺癌的患者，绝大多数都会有郁闷、生气、悲伤、抑郁和焦虑等不良情绪。

乳腺癌的自检很重要

早期乳腺癌不具备典型症状，不易引起人们的重视，经常是通过体检或乳腺癌筛查才发现。乳腺肿块、乳头溢液等这些乳腺癌的常见体征，多在癌症中期和晚期出现。所以，早期乳腺癌的自检很重要，自检时如果触摸到乳房有硬块，先不要慌张，判断下它是否会随着月经周期变大变小，如果是的话，那可能只是乳腺结节，但如果它一直没有变化，就需要加以注意，建议去医院进行检查。

乳腺癌早期筛查内容

乳腺癌早期筛查是指通过简单有效的乳腺检查措施，在无症状女性中识别和发现癌前病变患者以及早期浸润性癌患者，达到早发现、早诊断、早治疗，以提高生存率和延长生存时间。筛查策略针对不同人群主要分为两类。

1

一般风险人群的乳腺癌筛查策略

20~39 岁

每月 1 次乳腺自检。
每 1~3 年 1 次临床检查。

70 岁以上

适合机会性筛查，有症状或可疑体征时进行影像学检查。
每月 1 次乳腺自检。
每年 1 次临床检查。

40~69 岁

适合机会性筛查和群体性筛查。
建议进行乳腺 X 射线检查和 / 或乳腺超声检查，绝经前隔年做1 次，绝经后每年做 1 次。
对不具备条件的地区或致密型乳腺，可首选乳腺超声检查。
每月 1 次乳腺自检。
每年 1 次临床检查。

2

高危人群的乳腺癌筛查策略

乳腺癌高危人群需要提前进行筛查。小于 40 岁的高危人群，建议进行乳腺 X 射线检查和乳腺超声检查，每年做 1 次。有遗传性乳腺癌风险者建议从 30 岁开始进行磁共振检查。

乳腺结节 ≠ 乳腺癌

发现乳腺结节后，一般会根据 BI-RADS（美国放射学会的乳腺影像报告和数据系统）分级法将乳腺病变分为 0~6 级，级别越小离癌越远。4 级以下恶性可能性较低，一般是良性病变。

预防乳腺癌的好习惯

No.1

避免饮酒

世界卫生组织国际癌症研究机构将酒精列为一级致癌物，任何剂量的酒精摄入都会增加患癌风险，无论是红酒、白酒还是啤酒。所以，建议少喝酒或不喝酒。

No.2

养成良好的饮食习惯

多吃新鲜的蔬菜水果，避免高脂饮食，体重增加会显著增加乳腺癌的发生风险，所以均衡饮食和控制体重十分重要，特别是对于绝经后的女性。

No.3

少熬夜

熬夜会导致内分泌紊乱，雌激素分泌失衡，从而增加乳腺癌的患病风险。所以，尽量避免熬夜以保证充足的睡眠。

No.4

保持锻炼

有规律地、长期地运动，可以降低患乳腺癌的风险。最好每天保持 45~60 分钟，每周 5 天以上的锻炼。

No.5

保持良好心态

建议每天抽半小时的时间进行冥想，听着舒缓的音乐，在脑中绘出自己积极治疗、重获新生的样子，并细化乐观生活的场景去抵抗不良情绪，激起对生活的热情，伴随着呼吸将心头的压力释放出去。

乳腺癌的诊断依据

诊断乳腺癌有三大类检查手段：观察及触诊、影像学检查、病理学检查。通过医生观察及触诊和各类影像学检查（比如 B 超、X 射线、核磁共振）能确定乳房内有无肿块。病理学检查是将癌细胞通过特殊染色放到显微镜下分析，根据癌细胞的形态和特性，判断疾病性质，比如肿瘤是良性还是恶性，具体是哪一种乳腺癌，进展到了什么阶段等。

乳腺癌应该选择哪种治疗方式

治疗乳腺癌的方式和其他癌症类似，主要包括手术治疗、化疗、放疗、内分泌治疗、分子靶向治疗和免疫治疗等。

乳腺癌治疗方式的选择主要取决于以下 5 个方面：乳腺癌的病理类型；乳腺癌的分期；患者年龄和整体健康状况；以往治疗方案和效果；患者个人意愿。

乳腺癌治疗方式也可以分为局部治疗和系统治疗。

局部治疗包括手术治疗和放疗，可以有效去除某个部位比如乳房或淋巴的肿瘤，防止肿瘤在局部复发。系统治疗包括化疗、内分泌治疗、分子靶向治疗、免疫治疗，这些基本是药物治疗，可以随着血液循环到达全身，杀死可能转移到其他器官和组织的癌细胞。

对于乳腺原位癌，通常采用"保乳手术＋放疗"或"乳房切除术"这样的局部治疗。之后，再进行一段时间的内分泌治疗，进一步降低复发率，这类患者通常不需要化疗。对于晚期乳腺癌患者，除了手术和放疗，还需进行系统治疗；治疗期间，用药物进行辅助治疗，以提高手术成功率和治疗效果，降低复发率。

> **延伸阅读**
>
> **男性也会得乳腺癌**
>
> 一提到乳腺癌，大家首先想到的是女性。其实，如果男性乳房的乳腺细胞发生了恶性的肿瘤病变，乳腺组织也会发展成乳腺癌。一般男性乳腺癌多在 50 ~ 60 岁发病。

肝癌三大原因——
乙肝、酒精和黄曲霉毒素

《2020 全球癌症报告》显示，中国肝癌无论是新发病例还是死亡病例，都接近全球数据的一半。为什么中国肝癌发病率和死亡率都这么高？主要有三个原因——乙肝、酒精和黄曲霉毒素。

肝癌偏爱这 7 类人

1. 得过乙肝或丙肝。

2. 患有肝硬化。

3. 家族中有肝癌患者。

4.40 岁以上的男性和 50 岁以上的女性。

5. 嗜酒如命。

6. 长期吃霉变食品，特别是含有黄曲霉毒素的食品。

7. 长期服用某些药物，特别是含有马兜铃酸的药物。

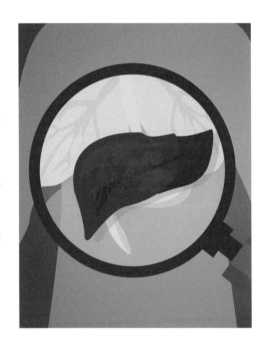

早期肝癌症状不明显

肝癌的致命性多缘于其隐秘性，肝癌一般很难在癌变早期发现，一发现往往是中晚期。

健康的肝脏大约只需要四分之一就可以让人体正常工作。肝癌早期，肝脏功能往往是够用的，所以患者往往不会出现明显的症状。很多患者，直到肿瘤大得把肚子都撑起来了，才发现是肝癌，即便在这时，有些患者的肝功能都可能还正常。

延伸阅读

接种乙肝疫苗

乙肝病毒是诱发原发性肝癌的主要原因。令人感到欣慰的是，慢性乙肝病毒感染虽然不能根治，但可以预防，乙肝疫苗就是预防乙肝病毒感染的最佳手段。请注意打了乙肝疫苗的有效期一般为 10 年左右，但具体应根据乙肝表面抗体的测定结果来看何时需要再次接种。

肝癌早期筛查内容

如果是乙肝患者或乙肝病毒携带者，应定期检查体内乙肝病毒 DNA 定量及肝功能。

如果已经有肝炎或者肝硬化的症状，一定要进行 B 超检查和甲胎蛋白（AFP）定期筛查。

即使没有症状，40 岁以上的男性和 50 岁以上的女性，每年也应进行肝癌筛查。

肝癌的诊断依据

AFP > 400 微克 / 升，同时有明确肝占位、乙肝表面抗体阳性。

延伸阅读

检查发现肝脏病灶，一定要做肝穿刺吗

并不是所有患者都需要进行肝穿刺，如果肝脏肿瘤经影像学检查不能定性，但医生认为能够手术切除时，则没有必要进行肝穿刺。如果患者不适合手术治疗，则需要根据具体情况而定。若怀疑为恶性肿瘤或难以明确，可以考虑进行肝穿刺，指导进一步的治疗；若影像学考虑肿瘤为良性，则仅需定期观察，无须做肝穿刺。

肝癌应该选择哪种治疗方式

肝癌的治疗方式主要包括手术切除治疗、介入治疗、分子靶向治疗以及中医治疗等，每种治疗方法均有各自的特点和使用范围。

要选择合适的治疗方式，首先需要明确肝癌的分期，了解病灶的局部情况，并评估患者全身状况、肝功能等情况，这对于缺乏医学专业知识的人来说是十分困难的，因此最重要的是选择正规的肿瘤医院或肿瘤专科就诊，在医生指导下进行规范诊疗，切莫病急乱投医，以免耽误治疗、损失钱财。

肝癌患者饮食要点

研究发现，肝癌与饮酒、病毒性肝炎、食用霉变食物、饮用污染水、遗传等因素相关。肝癌患者在治疗过程中往往会出现营养不良的情况，所以在饮食上一定要注意营养的摄入。

1. 多食利水的食物。若肝癌患者伴有腹水，可以多食用利水的食物，比如冬瓜、红豆、玉米须、薏米、葫芦、鲫鱼等。

2. 多食疏肝理气的食物。中医认为，肝癌与肝气不畅、气血瘀滞有关，所以可以多食用疏肝理气的食物，比如陈皮、枸杞子、菊花、佛手、茼蒿等。

3. 摄入优质蛋白。肝癌患者早期要防止蛋白质损耗过多，及时补充优质蛋白，比如瘦肉、鸡蛋、牛奶、鱼类、大豆制品等。

4. 补充维生素。肝功能受损会导致储存维生素的能力下降，因此肝癌患者要多食用富含维生素的蔬果，比如猕猴桃、橙子、油菜、番茄、胡萝卜等。

5. 食用开胃食物。肝癌患者在化疗和放疗中容易出现恶心、呕吐等症状，这时可以食用一些开胃的食物以增加食欲，比如山楂、草莓等。

6. 饮食宜清淡。肝癌患者往往会出现消化不良的症状，因此饮食要以清淡为主，少吃肥肉、油炸、熏烤食品等。

7. 禁烟酒及霉变食物。肝癌的发生与吸烟酗酒、食用霉变食物有密切关系，因此肝癌患者一定要戒烟戒酒，不吃霉变食物。

食管癌，吃出来的癌症

食管癌是全球范围内发病率前十的癌症之一，中国是食管癌高发地区，虽然其发病率呈下降趋势，但依旧是威胁我国居民健康的主要癌症。食管癌的发病有明显的地域差异，主要集中在太行山脉、东南沿海、川渝等地区。我国食管癌典型特征为男性发病率高于女性，农村人口发病率高于城市人口。

诱发食管癌的高危因素

食管癌与饮食、生活习惯密切相关，主要可以分为以下 6 大类。

1

化学因素：亚硝胺类化合物

长期吃含有亚硝酸盐的腌制食物、含有亚硝胺的加工肉制品。亚硝胺类化合物被世界卫生组织国际癌症研究中心判定为 2A 类致癌物。

2

生物因素：真菌

如果食用了被黄曲霉毒素、圆弧青霉、白地霉等真菌污染的食物，容易导致食管癌。

3

营养素缺乏

缺乏维生素 A、维生素 B_2、维生素 C、铁、锌、钼、锰等，是食管癌高发区的一个共同特点。

4

烟、酒

吸烟和长期大量饮酒是食管癌的重要风险因素。

5

喜欢"烫食""烫饮"

"烫"也是食管癌的重要风险因素，"烫食"和"烫饮"会使食管黏膜轻度灼伤，长期如此易引起慢性炎症反应，从而增加食管癌的患病风险。

6

胃食管反流

胃食管反流是指由于胃内容物反流至食管所引起的一系列症状，主要表现为反酸、烧心。研究表明，胃酸反流到食管会导致食管黏膜损伤，使患者罹患食管腺癌的风险增高。

食管癌不同时期的症状

食管癌早期症状多不典型，常间歇、反复发作。主要表现为胸骨后不适、有烧灼感、针刺样或牵拉样疼痛，进食通过食管缓慢并有滞留感，或有轻度哽咽感。

到了食管癌中晚期，会出现进行性吞咽困难，从固体食物不能顺利咽下，到最后流质饮食也难以咽下；胸背部出现疼痛或不适感，主要为隐痛、刺痛或烧灼痛，进食时加重；颈部、锁骨出现肿块，没有疼痛感，但质地较硬，且会慢慢增大；声音嘶哑；干咳等。

食管癌早期筛查内容

食管癌早期筛查的通常手段是食管镜检查。食管癌高危人群可以先进行食管镜检查，若发现可疑病灶，进一步考虑病理活检。

预防食管癌的好习惯

No.1 待热茶、汤粥等食物温度不超过 60℃ 再饮用、食用。

No.2 远离辛辣、刺激、油炸等食物。

No.3 减少食用腌制食物和加工肉制品。

No.4 不食用隔夜菜和发霉的食物。

No.5 保证营养充足且均衡，多吃新鲜蔬果。

No.6 控制吸烟，适量饮酒或尽量戒酒。

No.7 保持口腔卫生。

No.8 治疗胃食管反流等。

食管癌的诊断依据

诊断食管癌一般需要根据临床症状、体征、影像学检查，食管镜检查和病理学检查，进行综合评定诊断。

食管镜检查和活检病理学检查是食管癌诊断的"金标准"，其他手段为辅助手段。

临床分期诊断应包括颈胸腹盆增强 CT，依据医疗条件可选择超声检查等。新辅助治疗后再分期诊断仍以治疗前初始临床分期方法为基础，针对可疑区域淋巴结转移或远隔脏器转移可进行病理学检查。

食管癌应该选择哪种治疗方式

No.1 手术治疗

手术治疗是食管癌的主要根治性手段之一。经右胸入路进行完全胸腹二野或颈胸腹三野淋巴结清扫可以降低术后颈部和胸部淋巴结转移复发率，提高 5 年生存率。

No.2 放疗

放疗是食管癌综合治疗的重要组成部分，涉及术前新辅助、术后辅助、根治性及姑息性治疗等多个方面。

No.3 系统性药物治疗

近年来，随着分子靶向治疗、免疫治疗的出现和发展，系统性药物治疗在食管癌综合治疗中控制癌细胞蔓延扩散发挥着重要作用。

No.4 内窥镜治疗

包括内窥镜下黏膜切除术和消融术，二者通常联合应用，主要用于早期和进展期的治疗。

甲状腺癌，没那么吓人

甲状腺形状像一只蝴蝶，位于甲状软骨下方、气管上方，属于内分泌器官。甲状腺素的主要功能是分泌甲状腺激素，调节身体的新陈代谢，影响心率、血压、体温和基础代谢率。

甲状腺癌主要起源于甲状腺滤泡上皮细胞，是头颈部最常见的恶性肿瘤之一。近年来，全球范围内甲状腺癌的发病率增长迅速，2020 年我国甲状腺癌发病率位居所有癌症的第 7 位，其中女性发病患者数占总发病患者数的 77.3%。

甲状腺癌分为甲状腺乳头状癌、甲状腺滤泡状癌、甲状腺髓样癌、未分化型甲状腺癌 4 种病理类型，其中甲状腺乳头状癌最为常见，甲状腺乳头状癌和甲状腺滤泡状癌合称为分化型甲状腺癌。

不同病理类型的甲状腺癌，在其临床表现、治疗方法以及预后等方面均有明显不同。一般来说，分化型甲状腺癌预后较好，未分化型甲状腺癌的恶性程度极高，平均生存时间较短，预后极差；甲状腺髓样癌的预后居于两者之间。

诱发甲状腺癌的高危因素

1

辐射因素
部分甲状腺癌患者是未满 12 岁或青春期曾经接受头颈部辐射的幼童。

2

遗传因素
有甲状腺癌家族史的人患甲状腺癌的风险会增加，比如家族性甲状腺髓样癌。

3

超重或肥胖
世界卫生组织国际癌症研究机构（IARC）认为，超重或肥胖的人比健康体重的人患甲状腺癌的风险更高。

4 **其他因素**
其他可能诱发甲状腺癌的因素还包括雌激素水平高、烟草、酒精、压力等。有慢性甲状腺炎的患者可能也与甲状腺癌的发生有关。

甲状腺癌的主要症状

大多数甲状腺结节患者没有临床症状。通常在体检时通过甲状腺触诊和颈部超声检查发现。甲状腺结节多为良性，恶变率占 5%～10%。合并甲状腺功能亢进或减退时可出现相应的临床表现。

甲状腺良性结节或恶性肿瘤体积增大常可压迫气管、食管，使其移位，出现压迫症状。恶性肿瘤局部侵犯周围器官结构，还可出现声音嘶哑、吞咽困难、呼吸困难等症状。

需要注意的是，甲状腺癌高危人群应尽早进行筛查，每年进行一次颈部超声检查（包括甲状腺、颈部、锁骨上）；一般人群则应适度，避免过度筛查。

甲状腺癌的诊断依据

甲状腺癌的诊断需通过甲状腺触诊、甲状腺功能、甲状腺抗体、肿瘤标志物、病理学、影像学等检查的结果综合考量。

甲状腺癌应该选择哪种治疗方式

分化型甲状腺癌的治疗以手术治疗为主，辅以术后内分泌治疗、放射性碘治疗，某些情况下需辅以分子靶向治疗。甲状腺髓样癌以外科治疗为主，某些情况下需辅以放疗、分子靶向治疗。

1 **一旦诊断为甲状腺癌，手术切除是最佳治疗方法**

依照手术切除的范围，一般可分为甲状腺全切除、甲状腺近全切除、甲状腺次全切除等。依照肿瘤恶性程度，术后一般会辅以放射性碘治疗。

2 **放射性碘治疗（碘 131 治疗）**

吸收、储存碘是甲状腺细胞的特有功能，虽然甲状腺癌细胞的吸收能力不如正常甲状腺细胞，但其仍保有此功能，所以能有效地将放射性碘带入甲状腺组织中，杀死甲状腺癌细胞。

碘 131 治疗的不良反应不大，一般较常见的有食欲缺乏、恶心、头晕、皮肤瘙痒、唾液腺或胃腺肿胀、骨髓抑制等，但这些症状通常为暂时性的，于治疗结束后 1~2 周消失。

3 **术后内分泌治疗**

术后内分泌治疗是分化型甲状腺癌术后管理的重要组成部分，主要包括促甲状腺激素（TSH）抑制治疗和甲状旁腺功能减退治疗。前者用药首选左甲状腺素（L-T4）口服制剂。后者的治疗要点是术前进行预防性治疗，术后给予补钙、补镁、补充维生素 D 或甲状旁腺激素替代治疗。

延伸阅读

甲状腺癌如此高发，是过度诊治了吗

任何癌症治疗都强调"三早"：即早发现、早诊断、早治疗，甲状腺癌也不例外。早期发现的甲状腺癌是完全可以治愈的，晚期甲状腺癌治疗的并发症及手术难度和费用均较早期显著增加。

所谓的过度诊断或治疗是指把良性的甲状腺结节当成了癌，动用了多种不必要的检查手段，或者早期癌诊断成晚期癌，并接受了过度治疗的情况。比如，临床很常见的良性甲状腺结节，如果进行了没有必要的手术、消融或药物等治疗，就算过度诊治了。

需要强调的是，如果确诊为恶性肿瘤，在医生指导下早期对其进行规范治疗，就不属于过度诊断或治疗，而是及时有效的早期诊治。

甲状腺癌患者饮食要点

短期饮食：术后2周内

No.1 清淡饮食，流质易消化

术后短期内建议以易消化、清淡的食物为主。

| 先进食容易消化的清流质，比如米汤、藕粉等 | 慢慢过渡到半流质，比如稀粥、烂面条、蒸蛋羹、菜粥、小馄饨等 | 再过渡到软饭、普食 |

No.2 均衡营养，适当进补

要保证合理的饮食结构，均衡摄入各种营养物质。疾病的恢复需要充足的蛋白质，尤其是优质蛋白，可以适当食用猪瘦肉、鸡胸肉、鱼肉等。

此外，甲状腺手术治疗容易发生低钙血症，出现手足麻木、抽搐等症状，所以医生一般会予以补钙措施，患者也应适当食用高钙食物，比如豆类及其制品、荠菜、芥菜、苋菜、牛奶等。

长期饮食：术后2周后

一般甲状腺癌患者进行手术治疗后2周，如没有其他并发症，可以逐步恢复正常饮食。特别注意要科学补碘，可以根据体内的碘含量适当补碘。

延伸阅读

适碘饮食很重要

对于甲状腺癌患者应提倡适碘饮食，而不是忌碘饮食，避免碘不足和碘过量的两个极端。一般来说，含碘食物正常吃没有太大关系，如果食用碘盐，一天要少于5克，含碘高的食物要少吃，如果用的是无碘盐，那么一周吃2～3次海产品是没有问题的。

但是碘131治疗前应进行低碘饮食，避免服用含碘造影剂的药物，以提高碘131治疗的效果。低碘饮食期间建议选用无碘盐。

胰腺癌，新晋"癌症之王"

致死率最高的癌症

　　胰腺是具有内外分泌功能的重要器官。内分泌功能指胰腺可以分泌胰岛素、胰高血糖素等维持血糖正常水平。外分泌功能指胰腺可以分泌消化酶，其释放到小肠中促进食物的消化与吸收。

　　胰腺癌根据产生癌变的细胞类型主要分为外分泌癌和内分泌癌，95%以上的胰腺癌发生于外分泌细胞、腺泡和腺管细胞；内分泌癌不常见。胰腺癌多发于老年人，发病率随年龄增长而上升，40岁之前不常见。男性发病率较女性高，且呈上升趋势。

　　胰腺癌之所以成为"癌症之王"，主要因其恶性程度高、治疗效果差、生存时间短、死亡率高。

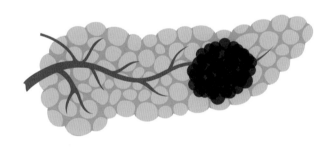

延伸阅读

糖尿病和胰腺癌的关系	胰腺炎和胰腺癌的关系
糖尿病和胰腺癌关系密切。一方面，糖尿病患者罹患胰腺癌的风险约为非糖尿病患者群的2倍，且风险随糖尿病患病时间的增加而升高。另一方面，由于胰腺癌可以导致血糖波动和体重下降，容易被误诊为糖尿病及其相关伴随症状。	胰腺炎患者的身体会因为长期的炎症刺激造成DNA损伤、细胞增殖、微血管生成，逐渐发展成胰腺癌。

诱发胰腺癌的高危因素

胰腺癌的致病原因至今尚不明确，一般认为是多种因素长期共同作用的结果。长期吸烟、过量饮酒、高龄、高脂饮食、肥胖、慢性胰腺炎或糖尿病等是胰腺癌可能的非遗传性危险因素。有胰腺癌家族史是胰腺癌的遗传性高危因素。诱发胰腺癌的致病因素具体如下。

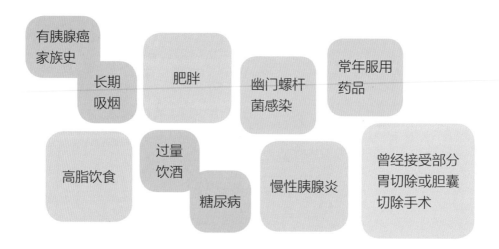

胰腺癌的主要症状

胰腺癌早期几乎没有任何症状，如有症状也与其他胃肠道或肝胆疾病症状类似，比如缺乏食欲、腹胀或腹部闷痛，因此容易被忽略，直至病情较严重时才被诊断出来。

胰腺癌的常见症状包括腹痛、恶心呕吐、缺乏食欲、体重减轻及黄疸。发生在胰腺头部的胰腺癌，常因肿瘤压迫到胆总管，造成阻塞性黄疸而被发现，因此通常有手术治愈的机会。至于发生在体部及尾部的胰腺癌，通常很难早期被发现。

胰腺癌恶性程度较高，进展迅速，但起病隐匿，早期症状不典型，临床就诊时大部分患者已属于中晚期。首发症状往往取决于肿瘤的部位和范围，如胰头癌早期便可出现黄疸的症状；而早期胰体尾癌一般无黄疸。胰腺癌的主要临床表现如下。

No.1

腹部不适或腹痛

这是胰腺癌常见的首发症状，多数胰腺癌患者仅表现为上腹部不适，或隐痛、钝痛、胀痛等，易与胃肠道或肝胆疾病的症状混淆。若存在胰管的梗阻，进食后可出现疼痛或不适加重。中晚期肿瘤波及腹腔神经丛可导致持续性剧烈腹痛。

No.2

消瘦和乏力

80%～90% 的胰腺癌患者在疾病初期有消瘦、乏力、体重减轻的症状，多与缺乏食欲、焦虑和营养消耗等有关。

No.3

消化道症状

当肿瘤阻塞胆总管下端和胰管时，胆汁和胰液不能进入十二指肠，常出现消化不良症状。胰腺外分泌功能受损可能导致腹泻。晚期胰腺癌波及十二指肠，可导致消化道梗阻或出血。

No.4

黄疸

黄疸是胰头癌最主要的临床表现，可伴有皮肤瘙痒、深茶色尿和陶土样便。

No.5

其他症状

部分患者可伴有持续或间歇性低热，且一般无胆道感染。部分患者还可出现血糖异常。

胰腺癌的诊断依据

血液、影像学、病理学或细胞学检查一般用于胰腺癌的诊断。通过术前或术中穿刺活检或进行内窥镜超声穿刺活检获得明确诊断。临床上常用的与胰腺癌诊断相关的肿瘤标志物有糖类抗原 19-9（CA19-9）、癌胚抗原（CEA）、糖类抗原 125（CA125）等，其中 CA19-9 是胰腺癌中应用价值最高的肿瘤标志物，可用于辅助诊断、疗效监测和复发监测。

预防胰腺癌的好习惯

No.1 —— 戒烟、避免二手烟。

No.2 —— 养成运动的习惯，控制体重，积极改善胰岛素抵抗，以降低患胰腺癌的风险。

No.3 —— 尽量不喝酒，喝酒造成的慢性胰腺炎会增加胰腺癌的患病风险。

No.4 —— 限制精制碳水化合物的摄入，多摄入优质蛋白。

No.5 —— 避免长期高脂饮食。增加饮食中的蔬果量，多摄取含有抗氧化成分的食物，比如蓝莓、玉米、橙子等，有助于预防胰腺癌。

No.6 —— 增加饮食中硒的摄取，有助于降低胰腺癌的发生率。需要注意的是，硒补充剂没有此效果。含硒量丰富的食物有海产品、瘦肉、动物内脏、蛋类等。

No.7 —— 尽量不要接触杀虫剂及除草剂，必需接触时应采取防护措施。

No.8 —— 定期进行防癌体检。40岁以上，有胰腺炎、胰腺癌、糖尿病等疾病家族史的人，应定期进行相关检查。

胰腺癌应该选择哪种治疗方式

多学科综合诊治是任何分期胰腺癌治疗的基础，根据患者的身体状况、肿瘤部位、侵及范围、临床症状，定制个体化的综合治疗方案。胰腺癌的治疗方式主要包括手术治疗、放疗、化疗、分子靶向治疗和免疫治疗等。

前列腺癌是"惰性"癌症

前列腺癌是男性泌尿生殖系统最常见的恶性肿瘤之一。根据世界卫生组织国际癌症研究机构发布的 2020 年全球癌症数据，我国前列腺癌的发病率和死亡率近年来呈明显上升趋势，主要原因可能是人口老龄化、生活方式的改变以及前列腺癌筛查的普及。并且，前列腺癌的发病存在地区差异，城市的前列腺癌发病率高于农村。

前列腺癌的癌细胞增殖速度较慢，有时甚至"原地待命"。早期前列腺癌患者，10 年内死亡风险较低，仅有 1%。临床案例证实，前列腺癌患者如果能够进行科学规范化治疗，5 年生存率将高达 95%。

诱发前列腺癌的高危因素

前列腺癌的病因及发病机制十分复杂，其确切病因尚不明确，但病因学研究显示前列腺癌与遗传因素、年龄、外源性因素等密切相关。

1
遗传因素
流行病学研究显示，1 位直系亲属患有前列腺癌，其本人患前列腺癌的风险会增加 1 倍以上；2 位或以上直系亲属患前列腺癌，风险会增至 5~11 倍。有前列腺癌家族史的患者比无家族史的患者确诊年龄早 6~7 年。

2
年龄
前列腺癌的发病与年龄密切相关，其发病率随年龄增长而升高，年龄越大发病率越高，高发年龄为 65~80 岁。

3
外源性因素
酒精摄入量过多是前列腺癌的高危因素，同时与前列腺癌的死亡率相关。过低或者过高的维生素 D 水平和前列腺癌的发病率相关。地理环境及饮食习惯等也会影响前列腺癌的发病。

前列腺癌的主要症状

前列腺癌的症状通常不典型，早期前列腺癌没有明显症状。随着病情进一步恶化，可能会出现以下症状。

1.肿瘤增大可能导致尿道堵塞的情况，表现为尿线变细、尿流缓慢，甚至出现急性尿潴留、尿失禁等。

2.前列腺癌也可能导致肿瘤表面毛细血管破裂、出血，出现血尿。如果血尿量比较大，可以形成血条、血块，导致排尿困难。

前列腺癌的早期筛查内容

建议 50 岁以上或者有前列腺癌家族史的 45 岁以上男性，进行血清 PSA（前列腺特异性抗原）检测、超声检查和直肠指诊。

血清 PSA 是前列腺癌的一种肿瘤标志物，用于前列腺癌的筛选。血清 PSA 水平受年龄和前列腺体积等因素的影响。正常生理条件下，血清中 PSA 维持在低浓度水平，如果血清 PSA 高于 4 纳克/毫升为异常，需要进行复查。

预防前列腺癌的好习惯

No.1 保持乐观的心态，坚持体育锻炼，控制体重。

No.2 不吸烟，不酗酒。

No.3 多晒太阳，如果所在地区日光照射不足，建议补充维生素 D。

No.4 注意营养均衡，多吃新鲜蔬果及富含膳食纤维的食物，避免高脂饮食。

前列腺癌的诊断依据

直肠指诊是初筛前列腺癌的一种检查。前列腺癌的典型表现是可触及前列腺坚硬结节，边界欠清、无压痛。血清 PSA 检测：血清 PSA 正常值为

0 ~ 4 纳克/毫升，若升高则怀疑为前列腺癌，需进行其他辅助检查。经直肠超声（TRUS）及磁共振检查是诊断前列腺癌及明确肿瘤分期的主要方法，可观察肿瘤大小、包膜是否完整及是否侵犯周围器官和组织。如果高度怀疑为前列腺癌，还会进行前列腺穿刺活检，这是最终确诊前列腺癌的"金标准"。

前列腺癌应该选择哪种治疗方式

1 **根治性前列腺切除术**
根治性前列腺切除术的目的是彻底清除肿瘤，同时保留控尿功能，尽可能保留勃起功能。手术可以采用开放、腹腔镜等方式。

2 **前列腺癌外放射治疗（EBRT）**
前列腺癌外放射治疗与根治性前列腺切除术相似，是前列腺癌患者重要的治愈性治疗手段之一。三维适形放疗和调强放疗等目前已成为放疗的主流技术。根据放疗治疗目的不同，EBRT 分为三类。
一是，作为局限性和局部进展期前列腺癌患者的根治性治疗手段之一；二是，术后辅助和术后挽救性放疗；三是，以减轻症状、改善生活质量为主的转移性癌的姑息性放疗。
对于局限性前列腺癌患者和低中危患者，EBRT 和根治性前列腺切除术均为首选方法；高龄患者首选 EBRT。
局部进展期前列腺癌患者，手术治疗、放疗以及内分泌治疗等综合治疗的不同手段，需根据患者病情做出选择。

3 **近距离放射治疗**
近距离放射治疗是一种治疗局限性前列腺癌的技术手段，通过三维治疗计划系统的准确定位，将放射性粒子植入前列腺内，提高前列腺的局部剂量，减少直肠和膀胱的放射剂量。近距离放射治疗疗效肯定、创伤小，尤其适合于不能耐受根治性前列腺切除术的高龄前列腺癌患者。

4 **雄激素剥夺治疗（ADT）**
雄激素剥夺治疗是晚期转移性前列腺癌患者的主要全身性基础治疗，也是各种新型联合治疗方案的基础。通过 ADT 与新型内分泌治疗药物或化疗药物的联合使用，可改善转移性前列腺癌的总体治疗效果。

宫颈癌，年轻化的癌症

宫颈癌是常见的妇科癌症之一，发病率在我国女性癌症中居第 6 位。我国宫颈癌患主要好发于 2 个年龄段，一个是 40～50 岁，另一个是 60～70 岁，20 岁以下女性较少见。然而值得关注的是，近年来宫颈癌的发病呈年轻化趋势。

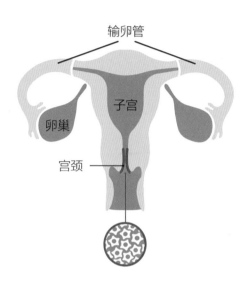

诱发宫颈癌的高危因素

引发宫颈癌的危险因素分为两类：一是生物学因素，即高危型 HPV 持续感染；二是外源性的行为性危险因素，增加了 HPV 致癌的风险。

1

生物学因素

依据各型 HPV 引起宫颈癌的可能性，可以将 HPV 分为高危型和低危型。高危型 HPV 包括 HPV16、HPV18、HPV31、HPV33 等，其中，HPV16、HPV18 和宫颈癌关系最为密切。低危型 HPV 感染则可能引起生殖器及肛周湿疣。

2

行为性危险因素

- 初次性生活开始年龄小、有多个性伴侣，性卫生不良或者有性传播疾病病史等。
- 月经及孕产因素：早婚早育、多孕多产、经期或产褥期卫生不良等。
- 长期口服避孕药。
- 自身免疫性疾病或者长期免疫抑制（比如肾移植患者需要长期口服免疫抑制药物）。
- 长期吸烟。
- 营养状况不良。

宫颈癌不同时期的症状

宫颈癌前病变和宫颈癌早期一般没有任何症状，随着病变严重程度的增加，会出现接触性阴道出血、白带异常、不规则阴道出血或绝经后阴道出血。宫颈浸润癌通过妇科检查可发现宫颈肿物，大体上可分为菜花型、结节型、溃疡型和颈管型。颈管型有时候表现为宫颈表面光滑，仅宫颈管明显增粗、质地变硬。

晚期宫颈癌还可出现阴道大量出血，有时合并水样甚至米汤样白带。另外，可能出现由于肿瘤侵犯其他器官所导致的相应症状，如侵犯膀胱可出现血尿，侵犯直肠可出现血便，侵透膀胱、直肠可出现瘘，侵犯宫旁压迫输尿管导致肾盂积水可能出现腰疼，肺转移后可能导致咳嗽、咯血等。肿瘤合并感染可出现发热症状，也可有肾衰竭及恶病质情况。

宫颈癌早期筛查内容

宫颈细胞学涂片检查及 HPV 检测是现阶段发现早期宫颈癌及癌前病变的初筛手段。宫颈液基薄层细胞学检查（TCT）是宫颈细胞学涂片检查的主要方法。HPV 检测可以作为 TCT 的有效补充，二者联合有利于提高筛查效率。

21 岁以上女性建议定期做宫颈细胞学涂片检查，早婚、生育子女多或性伴侣较多等危险人群更应该特别留意，早发现、早治疗可降低 60%～90% 的宫颈癌死亡率。做宫颈细胞学涂片检查前须注意以下几点。

1. 不要冲洗阴道。

2. 避免泡澡。

3. 不可以使用塞剂。

4. 筛查前一夜不可有性行为。

5. 避开月经期。

预防宫颈癌的好习惯

No.1

接种疫苗

适龄女性可以考虑接种合适的 HPV 疫苗，积极预防宫颈癌。

No.2

定期检查

宫颈癌的发生是一个逐渐演变的过程，定期检查可以及时发现癌前病变以及无症状的早期癌症，进而给予积极治疗。

No.3

注意性卫生

平时应注意外阴及内裤的清洁，注意经期卫生、性生活健康卫生。

No.4

戒烟

吸烟使女性患宫颈癌的风险增加。有研究表明，烟草能够损伤女性宫颈组织细胞的 DNA，增加患宫颈癌的风险。

宫颈癌的诊断依据

当筛检结果怀疑是宫颈癌时，医生一般会建议患者做进一步检查，比如阴道镜检查、宫颈细胞学涂片检查、HPV 检测、宫颈组织学病理检查（宫颈活检），并进行综合评定诊断。

宫颈癌应该选择哪种治疗方式

如果发现得比较早，建议遵医嘱进行手术切除；如果肿瘤已经侵犯宫颈或局部扩散，建议遵医嘱通过手术、放疗或二者联合应用予以治疗，也可同时加入化疗；如果患者的年龄、营养状况、疾病状况等导致无法进行手术治疗，建议遵医嘱先通过放疗进行病情控制。

膀胱癌，
男性易发的泌尿系统疾病

　　膀胱癌是泌尿系统常见的癌症之一，存在性别和地域的差异。各年龄段均可发病，高发年龄 50～70 岁，男性发病率为女性的 3～4 倍。根据 2022 年国家癌症中心发布的数据，2016 年我国膀胱癌发病率位居全部癌症第 14 位，男性发病率位居第 8 位，城市地区膀胱癌的发病率及死亡率均高于农村地区。

诱发膀胱癌的高危因素

1　**环境因素**
吸烟和长期接触工业化学产品是目前比较肯定的膀胱癌致病危险因素。比如染发剂中含有芳香胺类物质，长期、频繁地染发可能会导致膀胱癌。

2　**饮食因素**
高脂肪饮食、长期饮用砷含量高的水、人造甜味剂等可能增加膀胱癌的患病风险。

3　**遗传因素**
膀胱癌具有一定的遗传倾向，有膀胱癌家族史者患膀胱癌的概率会更高。

4　**其他因素**
膀胱内长期慢性炎症刺激，比如细菌、血吸虫、HPV 感染等；长期异物刺激，比如留置导尿管、结石与膀胱鳞状细胞癌等。此外，憋尿也是引起膀胱癌的重要原因之一，憋尿越久，患膀胱癌的可能性越大。

膀胱癌的主要症状

血尿是膀胱癌患者最常见的临床表现，80%～90%的患者以间歇性、无痛性的全程肉眼血尿为首发症状。尿色可呈淡红色至深褐色不等，多为洗肉水色，可形成血凝块。部分患者为初始血尿，此时膀胱颈发生病变；出现终末血尿，此时病变多位于膀胱三角区、膀胱颈或后尿道。少数患者仅为镜下血尿。

血尿严重程度、持续时间及出血量与肿瘤恶性程度、分期、大小、数目、形态并不一致。部分患者是通过体检或其他疾病检查时无意中发现的膀胱癌。约有10%的膀胱癌患者伴有膀胱刺激征，表现为尿频、尿急、尿痛。

膀胱癌的晚期症状主要包括腰部疼痛、下肢水肿、骨痛、尿潴留、体重减轻等，多由原发肿瘤侵犯邻近器官、结构引起的输尿管梗阻所致。

预防膀胱癌的好习惯

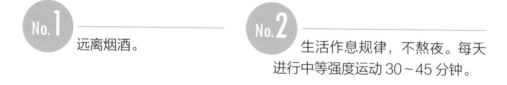

No.1 远离烟酒。

No.2 生活作息规律，不熬夜。每天进行中等强度运动30～45分钟。

No.3 饮食均衡，避免高脂肪、高盐的饮食模式。

No.4 多饮水，并且饮用符合安全标准的、干净的饮用水。不憋尿。

膀胱癌的诊断依据

血尿是膀胱癌常见的临床症状之一。但泌尿系统结石、炎症、结核、畸形、损伤，前列腺增生，肾小球疾病等也会引起血尿，应加以鉴别。

如果尿液中出现黏液样物质，可以通过膀胱镜、病理学以及影像学检查进行鉴别诊断。如果有排尿困难的症状，还可以通过超声检查、磁共振或CT辅助诊断。

No.1

尿液检查

尿液检查包括尿脱落细胞学检查和肿瘤标志物检查。尿脱落细胞学检查是膀胱癌诊断的重要方法之一，但由于其有较高的假阴性，一般会与影像学检查及膀胱镜检查同时进行，以提高诊断正确率。

No.2

影像学检查

超声检查是诊断膀胱癌最基本的检查项目，一般作为膀胱癌的最初筛选方法。除此之外，还包括静脉肾盂造影、膀胱造影、CT、MRI 等。

No.3

膀胱镜检查

膀胱镜检查是诊断膀胱癌不可或缺的方式，可以明确肿瘤的数目、大小、形状、位置、生长方式及周围黏膜的异常情况等。

膀胱癌应该选择哪种治疗方式

膀胱癌分期可以分为 T1 期、T2 期、T3 期和 T4 期。医生一般会根据患者的肿瘤分期采取不同的治疗办法。

T1 期，即非肌层浸润性膀胱癌，约 70% 患者都属于 T1 期。此时，肿瘤位于膀胱黏膜下层，没有侵犯到肌层，治疗方法通常采取保留膀胱手段，进行经尿道膀胱肿瘤电切手术，但术后复发率较高。

T2 期、T3 期和 T4 期，指肿瘤逐渐侵犯到肌层、周围组织及扩散到其他部位，一般会采用膀胱全切术。

通常来说，细胞分级较高的肿瘤患者容易复发，细胞分级较低的肿瘤患者不容易复发。

卵巢癌，悄无声息的癌症

在我国，卵巢癌年发病率居女性生殖系统癌症第2位，位于宫颈癌之后，死亡率却位于女性生殖系统癌症之首，是严重威胁女性健康的癌症。

卵巢癌有很多种类型，除了个别类型，绝大多数都难以被察觉，它的发生、发展悄无声息。

诱发卵巢癌的高危因素

1

遗传因素

卵巢癌的高危因素之一是有卵巢癌家族史，特别是母亲、女儿或姐妹等一级亲属中，如果有患卵巢癌的人风险更高。这主要是因为某些特定的遗传基因突变（如 BRCA1/BRCA2 突变）可以由父母遗传给子女，并可导致卵巢癌等多种恶性肿瘤的发生。

2

生殖因素

激素水平的变化在卵巢癌的发生中占重要地位。研究发现，未生育女性卵巢癌的发病率高于有生育史的女性。

3

疾病因素

一些妇科疾病，比如盆腔炎、多囊卵巢综合征、子宫内膜异位症等，都与卵巢癌的发生密切相关。

4

饮食因素

高脂饮食会使体内的雌激素水平升高，增加患卵巢癌的风险。

环境因素

如果接触过多的芳香胺和芳香族碳氢化合物、有机粉尘、人造玻璃纤维、石棉、染发剂等，均可能增加患卵巢癌的风险。

不同类型卵巢癌的主要症状

卵巢上皮性癌，一般早期无症状，约 2/3 的卵巢上皮性癌患者诊断时已是晚期。晚期时，因肿块增大或盆腹腔积液而出现下腹不适、腹胀、食欲下降等症状，部分患者表现为短期内腹围迅速增大，伴有乏力、消瘦等症状，也可因肿块压迫出现大小便次数增多的症状，出现胸腔积液者可有气短、难以平卧等表现。

卵巢恶性生殖细胞肿瘤，早期即出现症状，除腹部包块、腹胀外，常可因肿瘤内出血或坏死感染出现发热，或因肿瘤扭转、破裂等出现腹痛，60%～70%的卵巢恶性生殖细胞肿瘤患者诊断时仍处于早期。

卵巢癌早期筛查内容

卵巢癌具有一定的遗传性和家族聚集特征，目前已知与卵巢癌相关的遗传易感基因约有 20 个，其中以乳腺癌易感基因影响最为显著。携带 BRCA1/BRCA2 基因突变是卵巢癌的高危人群。

建议从 30 岁起定期进行盆腔检查、肿瘤标志物检查和经阴道超声的联合筛查。BRCA1/BRCA2 基因突变可以通过二代测序的方法进行检测。这两个基因突变的检测，不但有助于确定卵巢癌的高危个体，还有预测预后和指导治疗药物选择的意义。

此外，有遗传性非息肉性病大肠癌（林奇综合征）、利－弗劳梅尼综合征（一种罕见的常染色体显性遗传疾病）家族史的女性也是卵巢癌的高危人群，需要进行基因检测。对于家族史比较明显但无法判断属于哪种遗传性综合征的情况，可考虑进行多基因检测。

预防卵巢癌的好习惯

No. 1 高危人群避孕建议口服避孕药，其主要功能为抑制排卵，减少患卵巢癌的风险。

No. 2 建议 30 岁以上女性每年进行 1 次妇科检查，高危人群应半年检查 1 次。

No. 3 饮食上，少喝冷饮，不吃生冷食物，按时进食，多摄入富含维生素、植物性雌激素的食物，这些都有助于卵巢的健康。

No. 4 随时随地进行运动，比如边看电视边扭腰。将运动变成习惯，运动可以有效保持卵巢健康，预防卵巢癌。

卵巢癌的诊断依据

诊断卵巢癌一般通过肿瘤标志物、影像学、病理学、胃肠镜、腹腔镜等检查综合评定诊断。

卵巢癌的主要影像学检查方法包括超声检查（经阴道或腹部）、CT、磁共振等，以明确肿瘤形态、侵犯范围等；如果怀疑邻近器官受侵或远端转移，还需要进行胃肠造影检查、静脉尿路造影检查和胸部 CT 检查等辅助诊断。

病理学检查是诊断卵巢癌的"金标准"。对于临床高度怀疑为晚期卵巢癌的患者，腹腔镜探查术不但可以获得组织标本，还可以观察腹腔内肿瘤转移分布的情况，预测手术治疗的预后情况。

卵巢癌应该选择哪种治疗方式

手术治疗和化疗是卵巢癌的主要治疗手段。极少数患者可经单纯手术治疗而治愈，但绝大部分患者需采用手术治疗联合化疗等综合治疗。近年来，随着药物治疗的进展，越来越多的分子靶向药物获批用于卵巢癌的治疗，为患者带来福音。

恶性淋巴瘤，极易被误诊的癌症

淋巴系统是人体内重要的防御功能系统，当我们的身体受到外来入侵，比如病毒、寄生虫、细菌、霉素等的"攻击"时，淋巴系统就会快速做出反应，消灭"敌人"，这时会出现淋巴结肿大。所以，淋巴结肿大未必是因为癌症。而实际生活中，不少正常的淋巴结肿大容易被误诊为恶性淋巴瘤。

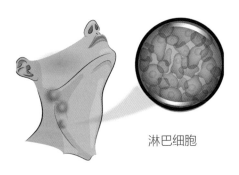

淋巴细胞

恶性淋巴瘤可以原发于身体的任何器官和组织，通常分为原发于淋巴结和淋巴结外两大类。

诱发恶性淋巴瘤的高危因素

1 **遗传因素**
一些研究发现，有恶性淋巴瘤家庭史的人群患恶性淋巴瘤的概率较高。

2 **环境因素**
人体吸收的辐射量越高，会导致体内细胞突变或病变的概率增加，从而引发恶性淋巴瘤的可能性也就越大。如果住在刚装修的房子里，吸入烷化剂、芳香胺类化合物等化学致癌物，可能诱发恶性淋巴瘤。

3 **免疫力差**
一般来说，遗传性免疫缺陷、移植以后长期应用免疫抑制剂的患者，恶性淋巴瘤的发病率显著高于正常人群。免疫功能低下容易出现感染，也可能诱发恶性淋巴瘤。

恶性淋巴瘤的主要症状

全身症状，包括不明原因的发热、盗汗、体重下降、皮肤瘙痒和乏力等。

局部症状取决于原发和受侵部位。最常表现为无痛性的进行性淋巴结肿大。

恶性淋巴瘤的诊断依据

恶性淋巴瘤的诊断是一项复杂的工作，需要结合患者的临床表现、实验室检查、影像学检查、病理学检查等综合得出结论。

No.1 临床表现

包括全身症状和局部症状。全身症状包括不明原因的发热、盗汗、体重下降、皮肤瘙痒和乏力等，局部症状最常见的就是进行性、无痛性淋巴结肿大。

No.2 实验室检查

包括血常规、肝肾功能、乳酸脱氢酶、$\beta 2-$ 微球蛋白、红细胞沉降率等指标。

No.3 影像学检查

包括 CT、MRI、PET-CT、超声和内窥镜等，能帮助医生直观地对恶性淋巴瘤进行分期，以及对治疗后的效果进行评价。

No.4 病理学检查

病理学检查结果是恶性淋巴瘤诊断的"金标准"，通常会应用形态学、免疫组织化学、流式细胞术及遗传学和分子生物学技术等。

另外，与恶性淋巴瘤症状相似的疾病有很多，比如淋巴结反应性增生，需要与恶性淋巴瘤进行鉴别性诊断。

恶性淋巴瘤应该选择哪种治疗方式

1

综合治疗

一般在明确恶性淋巴瘤的病理类型和疾病分期，综合临床表现和实验室检查结果后，对患者进行综合治疗，选择包括手术治疗、放疗、化疗、分子靶向治疗、免疫治疗等。

2

中医治疗

中医治疗恶性淋巴瘤采用辨病与辨证相结合的方法，常见中医证型多为两种或多种证候要素组成的复合证型，比如阴寒凝滞型、肝气郁结型、肝肾阴虚型、肝肾阴虚型等，中医治疗以整体观念和辨证施治为原则，进行抗肿瘤治疗。

化、放疗的同时配合中医治疗可以减轻化、放疗的不良反应，增加疗效。对化、放疗结束的患者，也可以通过中医治疗调整身体的阴阳平衡状态，从而改善体质，调节免疫力，促进康复。

延伸阅读

CAR-T 疗法（嵌合抗原受体 T 细胞免疫疗法）

CAR-T 疗法是一种新型免疫治疗方法，目前适用于恶性淋巴瘤、急性淋巴细胞白血病、多发性骨髓瘤等血液肿瘤。

人体免疫系统中的 T 细胞，具有对抗感染、对抗肿瘤的能力，它就相当于人体内的"普通兵"。CAR-T 疗法的实质上就是把"普通兵"从体内提取出来，经过"特殊改造"，然后输回体内，利用患者自身的免疫细胞清除癌细胞。"特殊改造"分为三步：第一步，给 T 细胞加上识别信号，使它返回体内后可以迅速找到癌细胞；第二步，加上动力系统，使其找到癌细胞后可以发起攻击，且战斗力很强；第三步，扩充 T 细胞，让自己的队伍变得壮大，通过这样的"特殊改造"，"普通兵"进化成了"特种兵"。这些"特种兵"被输回体内，就开始发挥治疗作用了。

肾癌，精准诊疗如何做

肾细胞癌（简称"肾癌"）是起源于肾小管上皮的恶性肿瘤，占肾脏恶性肿瘤的 80%～90%。根据 2022 年国家癌症中心发布的数据，我国肾癌发病率位居全部癌症第 16 位，仅次于前列腺癌。

随着医学的发展，早期肾癌的发现率逐渐增长，局限性肾癌经过肾部分切除术或者根治性肾切除术可获得满意的疗效。并且，随着分子靶向治疗的持续发展及免疫治疗的兴起，晚期肾癌的疗效也在逐步得到改善。

诱发肾癌的高危因素

1

遗传因素
- 有肾癌家族史（至少 1 名一级亲属或者至少 2 名二级亲属）。
- 有肾癌合并其他癌症病史（比如嗜铬细胞瘤、胃肠道间质瘤、血管网状细胞瘤、胰腺神经内分泌肿瘤等），合并其他病变（比如肺囊肿、自发性气胸等），合并少见的皮肤病变（比如平滑肌肉瘤、血管纤维瘤等）。

2

吸烟
吸烟会增加患肾癌的风险。吸烟的危害极大，烟草烟雾中具有的肾毒性重金属镉会造成肾细胞损伤及死亡。高频率、长时间的吸烟会增加罹患进展期肾癌的可能性。

3

肥胖
肥胖会增加患肾癌的风险，这可能和肥胖影响激素的分泌或者与脂肪细胞释放的一些细胞因子有关。

4 **长期透析**
长期透析的患者容易患获得性肾囊肿，从而发展成肾癌。这些肾癌
患者，肿瘤通常是双侧的、多发的。

5 **其他因素**
长期饮酒、曝露于三氯乙烯等因素都有可能增加患肾癌的风险。

肾癌的主要症状

肾癌的临床症状复杂、多变，有些是肿瘤本身直接导致的，有些可能是由
癌细胞所分泌的激素或转移灶导致的。

早期肾癌往往没有明显的临床症状。当经典的"肾癌三联征"，血尿、腰
痛和腹部肿块都出现时，多数已处于中晚期。

当出现癌细胞扩散，病灶转移时，部分肾癌患者会出现骨痛、骨折、咳
嗽、咯血等症状。晚期患者也可表现有消瘦、乏力、食量减少等恶病质症状。

还有一些患者会出现由于肿瘤分泌的产物间接引起的异常免疫反应或其他
不明原因引起的病变症状，比如高血压、红细胞增多症、肝功能异常、高钙血
症、糖尿病、神经肌肉病变、凝血机制异常等。

肾癌早期筛查内容

定期进行 B 超检查可以确定体内是否有肾囊肿，有几个，每个有多大。如
果发现肾囊肿的话，先不必慌张，肾囊肿不等同于肾癌，但发现后要定期做 B
超检查以观察其变化。如果囊肿没有发生变化或者变化缓慢，可以持续监测；
但是如果囊肿生长得很快，在短期内生长超过 5 毫米甚至 1 厘米，这时患肾癌
的可能性就大大增加了。

预防肾癌的好习惯

No.1 均衡饮食，避免高盐、高脂肪饮食。

No.2 积极运动，控制体重，每天至少运动半小时。

No.3 不吸烟、不饮酒，避免吸入二手烟。

No.4 患有肾囊肿等肾脏疾病的患者应积极治疗，定期体检，防止病情的进一步发展。

肾癌的诊断依据

一般通过常规检查和影像学检查完成对肾癌的诊断。影像学检查在肾癌诊治过程的不同阶段均有重要作用，对于原发性肿瘤可以帮助发现、定位病灶，以及对肾癌的定性和分期，在术中、术后及非手术治疗过程中都发挥着重要作用。

肾癌应该选择哪种治疗方式

肾癌治疗方式的选择一般根据类型、位置、大小、是否转移等要素综合分析。

1 手术治疗

对于局限性和局部进展性肾癌患者而言，手术治疗是首选。如果在检查时，发现肿瘤较大，覆盖了大部分肾或者刚好位于肾的中间，一般采取根治性肾切除术；如果肿瘤较小或者位于肾的一端，没有影响肾被膜的完整性，那么一般采取肾部分切除术。

2 药物治疗

一般用于转移性肾癌的治疗。

为什么恶性淋巴瘤偏爱年轻人?

　　根据流行病学调查发现,我国恶性淋巴瘤的高峰发病年龄为 30~40 岁,发病逐渐年轻化。

　　更令人担忧的是,年轻人所患的恶性淋巴瘤往往恶性程度较高、发展速度较快。这可能与年轻人工作压力大、长期过度疲劳,或者经常熬夜、嗜烟、酗酒等有关,从而导致机体免疫功能下降,诱发恶性淋巴瘤。

儿童癌症的治愈率和生存率高吗?

　　国际资料数据显示,儿童患癌的病例数这些年确实有所提高。国内资料数据显示,儿童癌症已成为仅次于意外伤害的第二大儿童死亡原因。

　　儿童恶性肿瘤主要分为白血病和实体瘤两大类。儿童肿瘤的致病因素多为先天性,属于胚胎性肿瘤,指由父母遗传或者在胚胎发育过程中自发产生的一些基因突变,最后逐步衍化形成肿瘤。

　　儿童癌症的整体治愈生存率可以达到 80%。从总体的治疗效果来看,绝大部分的儿童肿瘤治疗效果比成人好。

癌症身体地图

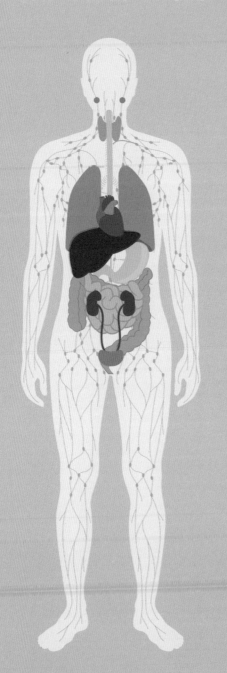

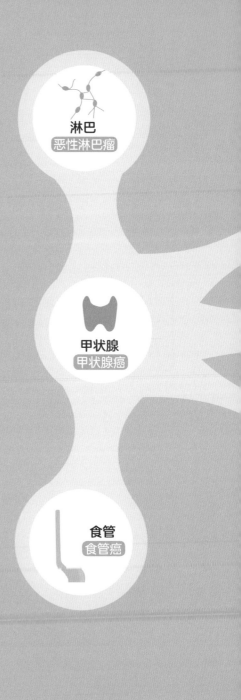

淋巴
恶性淋巴瘤

甲状腺
甲状腺癌

食管
食管癌

胃部 胃癌

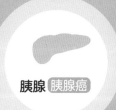

胰腺 胰腺癌

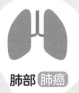

肺部 肺癌

肝部 肝癌

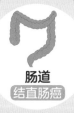

肠道
结直肠癌

乳腺 乳腺癌

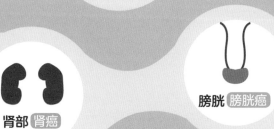

肾部 肾癌

膀胱 膀胱癌

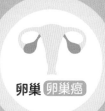

卵巢 卵巢癌

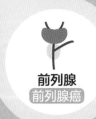

前列腺
前列腺癌

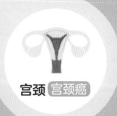

宫颈 宫颈癌

癌症就是慢性病，带癌生存不是梦